Susanne Schnyder

LIEBE IM ÜBER*FLUSS*

8 Schlüssel zu mehr Nähe, Liebe und Bewusstsein in der Beziehung

SUSANNE SCHNYDER

LIEBE IM ÜBER*FLUSS*

8 Schlüssel zu mehr Nähe, Liebe
und Bewusstsein in der Beziehung

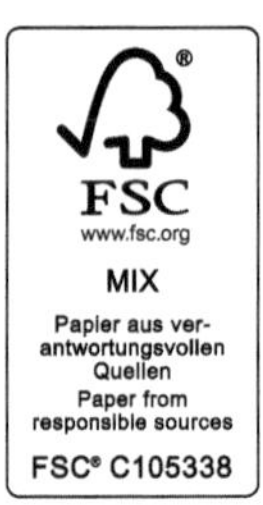

1. Auflage 2024
Susanne Schnyder
Liebe im Überfluss

Text: Susanne Schnyder (www.soulace-paarberatung.ch)
Lektorat: Lisa Stidl, Gold Lektorat (www.gold-lektorat.at)
Buchsatz: Lisa Stidl, Gold Lektorat (www.gold-lektorat.at)
Umschlaggestaltung: Hisna (www.99designs.de)
Herstellung und Verlag: BoD – Books on Demand, Norderstedt

ISBN Printausgabe: 9783759750938

Die Vorlagen für die Übungen können unter
www.soulace-paarberatung.ch/buch heruntergeladen werden.

Hinweis:
Die in diesem Buch enthaltenen Informationen und Übungen
dienen der Aufklärung und ersetzen keine Individual- oder
Paartherapie. Der Inhalt des Buches soll Paare darin unterstützen,
ihre Beziehung liebevoller und bewusster zu gestalten. Für
unsachgemäße Anwendung der Übungen übernimmt die Autorin
keine Haftung. Die im Buch beschriebenen Paare sind fiktiv,
basieren aber auf echten Fällen aus Praxis und Bekanntenkreis der
Autorin.

www.soulace-paarberatung.ch

«Für nichts lohnt es sich je,
dein Herz zu verschließen.»

Michael A. Singer

Inhalt

«Was ich in meinem Leben will,
ist Einfühlsamkeit, ein Fluss
zwischen mir und anderen, der
auf gegenseitigem Geben von
Herzen beruht.»

Marshall D. Rosenberg

Einführung

Seit meiner Jugendzeit bin ich der Liebe auf der Spur. *Was ist dieses Gefühl, von dem die berühmten Hollywood-Schnulzen erzählen und nach dem wir uns wohl alle sehnen? Wieso gehen die einen Paare im hohen Alter noch händchenhaltend durch die Straßen, während bei den anderen schon nach der Verliebtheitsphase die Fetzen fliegen? Und wie können wir uns mit unserem Partner tief verbunden fühlen und die Liebe in unserer Beziehung fließen lassen? Wieso gelingt dies mit gewissen Menschen besser als mit anderen?*

Schon die erste Frage ist nicht einfach zu beantworten. Für den griechischen Philosophen Plato war die Liebe eine höhere Form der Vollkommenheit und Schönheit, die jenseits der materiellen Welt existiert. Er betrachtete sie als einen Weg zur Erkenntnis und zur Verbindung mit dem Göttlichen. Aristoteles hingegen verglich zwischen *philia* (Freundschaft), die auf gegenseitigem Respekt und Tugend beruht, und *eros* (romantische und leidenschaftliche Liebe), die auf Anziehung und Verlangen basiert. Der französische Philosoph Jean-Paul Sartre hingegen erachtete die Liebe als eine bewusste Entscheidung, sich für einen anderen Menschen zu engagieren und Verantwortung für sein Wohlergehen zu übernehmen, während man gleichzeitig dessen Freiheit respektiert. Die berühmten Philosophen sind sich also nicht darüber einig was Liebe ist. Sie scheint ein nicht klar definiertes, vielschichtiges Gefühl zu sein, das menschliche Beziehungen aller Art (nicht nur romantische Liebesbeziehungen) unglaublich stark prägt. Liebe umfasst ganz viele Aspekte und Facetten wie Zuneigung, Verbundenheit, Respekt, Hingabe, Leidenschaft und Fürsorge. Für mich persönlich bedeutet die romantische Liebe vor allem tiefe Zuneigung, emotionale Verbundenheit und körperliche Anziehungskraft zu einem Menschen, aber auch Anbindung an das Göttliche. Mit den berühmten Schmetterlingsgefühlen der Verliebtheitsphase, die viele fälschlicherweise für Liebe halten, hat dies nicht viel zu tun. Diese sind nämlich hormongesteuert und verfliegen nach wenigen Monaten wieder. *Was bedeutet Liebe für dich? Welche der genannten Aspekte erlebst und lebst du in Liebesbeziehungen am stärksten?*

Aus spiritueller Sicht ist die Liebe die allem zugrunde liegende Kraft im Universum. Sie ist der Stoff, der alles durchwirkt und das Leben auf unserer Erde erschafft. Als Seelen entspringen wir dieser Urkraft, wir sind reine, bedingungslose Liebe. Wir kommen auf die Erde, um neue Erfahrungen als Menschen zu machen und suchen den Kontrast zu dieser göttlichen Liebe, um uns – Schritt für Schritt – wieder daran zu erinnern, wer wir in Wahrheit sind. Denn wenn wir als Menschen inkarnieren, vergessen wir unseren Ursprung. Ohne die Polarität, die wir auf der Erde erfahren, wüssten wir nicht, dass die Liebe die kraftvollste Energie ist. Einfach zu vergleichen, ist dies mit weißer Farbe. Wenn du nur die Farbe Weiß kennst, woher weißt du dann, dass Weiß die reinste und hellste Farbe ist?

Trotz des Schleiers des Vergessens spüren wir eine tiefe Sehnsucht nach dieser allumfassenden und bedingungslosen Liebe.

Und so suchen wir – bewusst oder unbewusst – ständig im Außen danach, allen voran in Liebesbeziehungen, weil wir dort uns und unsere Liebe im anderen gespiegelt sehen. Wir projizieren das Gefühl der Liebe auf unseren Partner und glauben, wir würden ihn oder sie lieben und wir hoffen, dass unsere Liebe erwidert wird. Dabei befindet sich die Liebe in uns selbst und wir spüren unser eigenes Liebesfeuer in der Gegenwart unseres «Geliebten». Wir projizieren ganz viele positive Eigenschaften auf unseren Partner, die wir eigentlich in uns selbst tragen, aber noch nicht erkennen und ausleben.

Die Crux an der Sache ist, dass wir nicht nur die Liebe und positive Eigenschaften auf den anderen projizieren, sondern auch vermeintliche Fehler, negative Eigenschaften und Erwartungen. Ehe wir uns versehen, wird die bedingungslose Liebe, die wir anfänglich deutlich in uns gefühlt haben, getrübt – da legen sich plötzlich schwierige Emotionen, wie Frust, Trauer oder Wut, wie ein Schatten über die Liebe. Von Bedingungslosigkeit kann keine Rede mehr sein, im Gegenteil: Wir fangen an zu streiten, uns gegenseitig Vorwürfe zu machen oder noch schlimmer; wir reden gar nicht mehr miteinander. Die vielen kleinen und größeren Dramen des Alltags machen der Liebe sozusagen den Garaus. Der nächste Schritt im Beziehungsdrama ist oft der Seitensprung oder die Trennung – in der verzweifelten Hoffnung, die Liebe woanders zu finden. Zwischen all dem vergessen wir unseren Ursprung, verlieren unsere Ausrichtung auf die bedingungslose Liebe und sehen nicht, was uns diese schmerzvollen Situationen lehren wollen, oder wie sie uns helfen möchten, zu wachsen.

Dabei gibt es kaum ein schöneres Gefühl als zu lieben und geliebt zu werden, in all den genannten Facetten: seinem Partner blind zu vertrauen, sich ihm emotional tief verbunden zu fühlen, für ihn da zu sein, ihn zu respektieren oder in körperlicher Ekstase mit ihm zu verschmelzen. Wie auch immer du Liebe definierst und leben möchtest, dieses Buch will dir dabei helfen, mögliche Blockaden aufzudecken und aufzulösen, die den Liebesfluss zwischen dir und deinem Partner behindern und zu Beziehungsdramen führen können. Es zeigt dir auf, wie du mehr Bewusstsein in deine Beziehung bringst, damit du dich deinem Partner emotional und seelisch (wieder) näher fühlst und all die Aspekte der Liebe (er)leben kannst, die für dich wichtig sind.

Dieses Buch ist ein Bund mit Schlüsseln, der dir alle Tore zu einer bewussten Beziehung öffnet, in der du aufblühst und eure Liebe fließt.

Die Reise beginnt allerdings nicht beim Wir oder beim Partner, sondern bei dir. Wenn du dich selbst nicht liebst, kannst du deinen Partner oder deine Partnerin nicht lieben – so einfach und doch schwierig für viele von uns. *Teil 1* dieses Buches führt dich deshalb in die Tiefen deiner eigenen Verhaltensmuster, negativen Glaubenssätze, unverarbeiteten Emotionen und unausgesprochenen Wünsche. Denn nur, wenn wir mit uns im Reinen und integer sind, können wir eine Quelle der Freude und Liebe für unseren Partner sein.

Erst *Teil 2* beschäftigt sich mit der Gestaltung der Beziehung mit deinem Partner. In diesen Kapiteln geht es darum, was wir tun können, um mehr Nähe und Verbundenheit im täglichen Miteinander zu erleben und die Beziehung zu pflegen.

Dieses Buch basiert auf meinem gesamten Wissens-, Erlebens- und Erfahrungsschatz der vergangenen fünfundzwanzig Jahre aus eigenen Beziehungen, Weiterbildungen, Büchern sowie Coachings mit Klienten. Ich vereine darin wissenschaftlich fundierte Erkenntnisse aus der

Psychologie mit spirituellen Ansichten. Vieles von dem, was ich beschreibe, habe ich selbst erlebt und erfahren; die meisten Übungen habe ich selbst zusammengestellt und schon mindestens einmal ausprobiert.

Ich bin keine Wissenschaftlerin, sondern Praktikerin. Als solche habe ich Wert daraufgelegt, die Inhalte so kompakt, verständlich und praxisnah wie möglich zu erklären. Jedes Kapitel beinhaltet deshalb kurze Zusammenfassungen, Beispiele von Paaren sowie Übungen, die dir helfen, die Inhalte in die Praxis umzusetzen. Die einzelnen Kapitel sind in sich abgeschlossen und können im Prinzip auch unabhängig voneinander gelesen werden. In einigen Kapiteln referenziere ich jedoch auf frühere Kapitel, sodass ich dir dennoch empfehle, das Buch klassisch von vorne bis zum Schluss zu lesen. In welchem Tempo du das machst, ist dir überlassen – wie es für dich passt.

Möge die Liebe in deiner Beziehung fließen!

Namasté!

Susanne Schnyder

PS: Aus rein pragmatischen Gründen der sprachlichen Vereinfachung verwende ich in diesem Buch vorwiegend die männliche Form. Selbstverständlich sind damit alle Geschlechter und Identitäten gemeint.

Teil 1 – Die Beziehung zu dir selbst

Rumi

Alles beginnt bei dir selbst. Wenn du dich selbst gut kennst, eine positive Beziehung zu dir pflegst und psychisch stabil bist, bist du in der Lage, gesunde und nährende Beziehungen mit anderen einzugehen. Partner, die sich selbst kaum kennen, psychisch instabil sind oder nicht genügend für sich Sorge tragen, können für die Beziehung eine Belastung darstellen. Psychisch stabil zu sein bedeutet, dass du in einer gesunden und ausgewogenen psychischen Verfassung bist; dass du in der Lage bist, Herausforderungen des Lebens zu bewältigen und deine Emotionen zu regulieren. Mit Stress, Angst und anderen belastenden Emotionen kannst du umgehen, ohne deine Handlungs- und

Denkfähigkeit zu verlieren. Es bedeutet nicht, dass du immer glücklich bist und keine Probleme hast, sondern, dass du bei Rückschlägen wieder aufstehen und weitermachen kannst. Psychisch stabil zu sein bedeutet auch, dass du ein positives Selbstbild und ein starkes Selbstwertgefühl hast, und dass du deine Stärken und Schwächen akzeptierst und gut für dich selbst sorgst. Dies ermöglicht es dir, mit anderen Menschen gesunde Beziehungen aufzubauen, effektiv zu kommunizieren und Empathie zu zeigen; aber auch, klare Grenzen zu setzen und deinen eigenen Interessen nachzugehen. Der erste Teil dieses Buches hilft dir deshalb dabei, dich selbst besser kennen- und lieben zu lernen, mit all deinen Bedürfnissen, Verhaltensmustern, Unzulänglichkeiten und Wünschen. Es wird darum gehen, diese zu reflektieren, deine Emotionen zu steuern und die Verantwortung für deine Verhaltensweisen zu übernehmen, um «Licht» ins «Dunkel» zu bringen. Dies wird es dir ermöglichen, deinem Partner mit mehr Empathie, Achtsamkeit und Liebe zu begegnen. Ohne diese grundlegenden zwischenmenschlichen Fähigkeiten wirst du nämlich immer und immer wieder in Situationen geraten, in denen du oder dein Partner frustriert, verletzt oder unglücklich seid, weil du Eigenschaften auf deinen Partner projizierst oder ihn für dein eigenes (Un-)Glück verantwortlich machst.

Je mehr «Licht» du in dein eigenes Wesen bringst, desto licht- und liebevoller wird sich deine Beziehung gestalten.

Wenden wir uns liebevoll unseren Mustern, Triggern und Traumata zu und bringen diese in Heilung, reduzieren wir das «Gepäck», das wir in die Beziehung mitbringen, und leisten einen wichtigen Beitrag zur Zufriedenheit in der Partnerschaft. Deshalb geht es im ersten Teil des Buches in erster Linie primär um dich und deine Beziehung zu dir selbst.

Nicht immer sind wir jedoch bereit, uns unseren eigenen Dämonen zu stellen und in den Spiegel zu schauen. Manche Themen sind noch nicht «reif» und brauchen noch etwas Geduld oder liebevolle Zuwendung, bevor wir bereit sind, sie zu verarbeiten und loszulassen. Das ist ok – das Gras wächst nicht schneller, wenn du daran ziehst. Geduld mit dir und Verständnis für dich selbst sind in solchen Situationen essenziell, damit du dich selbst nicht überforderst. Vielleicht brauchst du aber nur einen kleinen Anstoß, um dich mit einem Thema auseinanderzusetzen: Das kann ein Buch sein, das dich zum Nachdenken anregt, oder der Ratschlag einer guten Freundin zu einem heiklen Thema oder auch eine unerwartete Reaktion deines Partners auf etwas, das du gesagt oder getan hast. Je mehr du bereit bist, an dir zu arbeiten und dich zu entwickeln, desto mehr wird auch deine Beziehung erblühen. Dies gilt auch für deinen Platz im Leben und für deine Lebensaufgabe: Wenn du weißt, wer du unabhängig von deinem Partner, bist und wohin du das Schiff deines Lebens steuern willst, desto zufriedener wirst du sein – und desto mehr entlastest du deine Beziehung von überhöhten Erwartungen. In diesem Kapitel findest du deshalb Anregungen, Übungen und Reflexionsfragen zu all diesen Themen.

Bist du bereit für die Reise zu dir selbst?

Schlüssel # 1: Sich selbst kennen & lieben

Ein gesunder Selbstwert, Selbstliebe und Selbstfürsorge gehören zu den Grundpfeilern von psychischer Stabilität. Wie in der Einleitung bereits erklärt ist psychische Stabilität eine wichtige Voraussetzung für eine gesunde und nährende Beziehung. In diesem Kapitel befassen wir uns deshalb ausführlich damit, wie wir uns selbst besser kennen und lieben lernen und gut für uns Sorge tragen können. Wir lernen, der Stimme unseres Herzens zu folgen, unsere eigenen Bedürfnisse zu erkennen und unsere Lebensaufgabe zu verwirklichen.

1.1 Der Stimme deines Herzens folgen

«Man sieht nur mit dem Herzen gut.
Das Wesentliche ist für die Augen
unsichtbar.»

Antoine de Saint-Exupéry

Unser Herz ist ein Wunderwerk der Natur, denn es versorgt nicht nur unseren ganzen Körper mit Blut, sondern auch mit einer Weisheit und Intelligenz, die den besten Kompass für unser Leben bilden. Der Stimme unseres Herzens zu folgen ist deshalb so wichtig, weil sie uns Hinweise darauf gibt, was unsere tieferliegenden Bedürfnisse sind, wie wir gut für uns sorgen können und was unsere Lebensaufgabe ist. Unser Herz bringt uns zu unserem inneren Kern und in die Selbstliebe, was eine wichtige Grundvoraussetzung ist, um andere lieben zu können.

Hand aufs Herz – wie oft überhörst du deine innere Stimme und orientierst dich stattdessen an deinem Verstand? Vermutlich genauso oft wie ich. Mein Verstand übernimmt immer wieder das Ruder, selbst in Situationen, in denen ich bereits körperliche Symptome habe, weil mein Herz mir lautstark etwas sagen will.

Dabei passiert etwas Wunderbares in unserem Körper, wenn wir auf unser Herz hören: Wir werden innerlich ruhiger, Verstand und Herz sprechen eine Sprache und unsere Herzratenvariabilität (HRV) normalisiert sich. Wir spüren es also auf körperlicher Ebene, ob uns etwas guttut oder nicht.

HERZRATENVARIABILITÄT

Die Herzratenvariabilität bezeichnet die Variation der Abstände zwischen zwei Herzschlägen, gemessen in Millisekunden. Je größer der Unterschied zwischen den Abständen unserer Herzschläge ist, desto besser. Denn um flexibel auf die verschiedenen alltäglichen Anforderungen zu reagieren, muss sich unser Herz schnell umstellen können. Daher sind unregelmäßige Abstände zwischen Herzschlägen, also hohe HRV-Werte, ein Anzeichen für ein gesundes Herz.

Wenn wir die Stimme unseres Herzens zu lange ignorieren, werden wir immer unglücklicher, depressiver und im schlimmsten Fall körperlich krank.

Und es kann Auswirkungen auf unsere Partnerschaft haben. Wenn uns «etwas auf dem Herzen liegt», sollten wir unbedingt genau hinhören und es ansprechen – egal wie schwer uns das fällt oder wie viel Angst wir vor der vermeintlichen Reaktion unseres Partners haben. Wir tun uns und der Beziehung auf lange Sicht keinen Gefallen, wenn wir Dinge für uns behalten, die uns wichtig sind – sei es etwas, das uns in der Beziehung sauer aufstößt oder ein Bedürfnis, das nicht erfüllt wird. Es kann nämlich dazu führen, dass diese Themen im Unterbewusstsein schwelen und dich, sowie die Beziehung, immer mehr belasten. Wenn du dich aber nicht getraust etwas anzusprechen, verstrickst du dich gedanklich in Dialoge, die mit der Realität meist wenig zu tun haben. Was dazu führen kann, dass sich deine Stimmung immer mehr verschlechtert oder du gereizt in ein Gespräch gehst. Oder du suchst das Gespräch erst dann, wenn das Fass bereits am Überlaufen ist. Du kannst die Reaktion deines Partners zwar nicht vorhersehen, egal wie gut du ihn oder sie kennst, aber du kannst dir ein Herz fassen und das ansprechen, was dir auf dem Herzen liegt. Je offener und ehrlicher du auf deinen Partner zugehst, desto offener reagiert in der Regel auch dein Gegenüber. Es geht darum, ganz bei dir selbst anzukommen – bei deinem innersten Wesenskern – dich selbst authentisch zu zeigen und deine Wünsche zu äußern – auch auf die Gefahr hin, dass dein Gegenüber vielleicht andere Bedürfnisse hat.

Wie aber kannst du sicher sein, dass du deinem Herzen folgst und in jeder Situation die für dich richtige Entscheidung triffst?

Die Sprache deines Herzens äußert sich durch Gefühle und Körperempfindungen:

- **Leichtigkeit:** Wenn eine Situation oder Entscheidung richtig für dich ist, fühlt sie sich körperlich leicht an. Zum Beispiel kannst du dann freier atmen, oder der Druck auf deinen Schultern lässt nach, oder deine Muskeln entspannen sich.

- **Innerer Frieden:** Es stellt sich ein Gefühl von tiefem, innerem Frieden ein, wenn eine Entscheidung für dich richtig ist.

- **Freude:** Du empfindest Freude beim Gedanken an eine Situation, Tätigkeit oder Entscheidung. Freude kann sich körperlich in Form von Kribbeln zeigen, dein Herz schlägt vielleicht schneller, oder du strahlst übers ganze Gesicht.

- **Intuition oder Bauchgefühl:** Da ist eine tiefe Gewissheit, dass eine Situation oder Entscheidung richtig für dich ist. Die einen Menschen spüren das tatsächlich als wohlig-bejahendes Gefühl im Bauch, während es beim anderen ein tiefes, inneres Wissen ist.

- **Leidenschaft:** Du verspürst große Motivation, Leidenschaft und Energie für eine Sache oder Tätigkeit.

- **Authentizität:** Was du tust oder entscheidest, ist im Einklang mit deinen tiefsten Überzeugungen und Werten. Du bist dann innerlich ruhig und ausgeglichen, und da sind auch keine Stimmen in dir, die etwas Negatives sagen.

- **Harmonie:** Deine Handlungen führen nicht nur für dich, sondern auch für dein Umfeld, zu mehr Harmonie und Konfliktfreiheit.

Um zu fühlen, ob etwas für dich stimmig ist, stellst du dir die betreffende Situation oder Entscheidung einfach vor und beobachtest, was für Körperempfindungen und Gefühle hochkommen. Wenn du eine oder mehrere der oben beschriebenen Reaktionen zeigst, bist du auf dem richtigen Weg. Manchmal musst du auch einfach einmal etwas ausprobieren, um zu spüren, was du wirklich willst. Oft reicht es schon, wenn du dir bewusst Zeit für dich und deine Fragen nimmst und auf deine Intuition oder dein Bauchgefühl vertraust. Wenn dein Verstand zu stark mitredet und dich nicht zur Ruhe kommen lässt, könnte es hilfreich sein, dir Unterstützung zu holen (zum Beispiel durch einen Psychologen, einen Coach oder Ähnliches). Falls dies alles nicht zum Ziel führt, hilft dir vielleicht die Meditation im Anschluss an dieses Kapitel: Sie führt dich tief in deinen Herzraum.

Sandra war mit ihrem Freund Leo schon 10 Jahre liiert, als sie sich entschlossen, zu heiraten. Sandra war 29 Jahre alt und wollte unbedingt Kinder haben, sie hörte die berühmte «Uhr» ticken. Die Beziehung zu ihrem Freund war von vielen Aufs und Abs geprägt, und in den Monaten vor der Hochzeit ging es Sandra zusehends schlechter. Ihr Körper signalisierte ihr mit Übelkeitsanfällen und Panikattacken immer häufiger, dass die Hochzeit nicht der richtige Weg war. Sie ignorierte diese Anzeichen jedoch und heiratete ihren damaligen Freund. 10 Jahre später endete die Ehe in einer leidvollen Trennung, von der auch zwei Kinder betroffen waren. Insgesamt fehlte es an seelischer Nähe und aufrichtiger Liebe in ihrer Beziehung. Wenn Sandra auf ihre körperlichen Signale und auf ihr Herz gehört hätte, hätte sie nie in die Heirat eingewilligt. Ihr Herz sagte ihr nämlich, dass es auf einer emotionalen und seelischen Ebene nicht für eine langfristige Bindung reicht.

ÜBUNG 1 – Begegnung mit deinem Herzen für mehr Verbindung zu dir selbst

Wenn du Mühe hast, die Stimme deines Herzens zu hören, kann dir diese Meditation helfen. Stelle sicher, dass du dafür während 10–15 Minuten ungestört bist.

1. Setze dich bequem auf einen Stuhl, mit geradem Rücken; anlehnen ist ok. Nimm ein paar tiefe Atemzüge und versuche, dich bestmöglich zu entspannen.

2. Beobachte deinen Atem – spüre, wie der Atem durch deine Nase in den Brustkorb und in den Bauch ein- und ausströmt. Entspanne dich mit jedem Atemzug mehr.

3. Lege deine Hand aufs Herz. Nimm deinen Herzschlag und die Wärme bewusst wahr.

4. Richte nun deine Aufmerksamkeit auf dein Herz und frage es: *Wie geht es dir? Was willst du mir sagen?* Höre, was dein Herz dir sagen will; da können Bilder hochkommen, Gefühle, Worte etc. – zensuriere diese nicht, sondern nimm wahr und hör hin.

5. Danke deinem Herzen, dass es für dich schlägt und dich mit seiner Weisheit durchs Leben führt. Spüre die Wärme, Leichtigkeit und die Dankbarkeit, die sich in dir ausdehnen.

6. Verweile ein wenig in deinem Herzraum, bevor du dich verabschiedest.

Zusammengefasst:

- Wer die Stimme seines Herzens ignoriert, wird auf lange Sicht krank und depressiv.

- Die Sprache des Herzens ist die der Gefühle und Körperempfindungen (wie etwa Herzflattern, Panikattacken, Übelkeit o. ä.).

- Fass dir ein Herz und sprich deine Wahrheit – dir und der Beziehung zuliebe.

- Folgst du deinem Herzen, kannst du deinem Partner in Wahrhaftigkeit begegnen und eine Partnerschaft auf Augenhöhe führen.

1.2 Zu deinen Bedürfnissen und Wünschen stehen

«Frieden beginnt damit, dass jeder von
uns sich jeden Tag um seinen Körper
und seinen Geist kümmert.»

Thích Nhất Hạnh

Unser Herz gibt uns Hinweise darauf, was für uns in jedem Moment stimmig ist – und insbesondere auf unsere Bedürfnisse und Wünsche, die wir hegen. Dabei meine ich nicht in erster Linie physische Grundbedürfnisse, wie Nahrung, Wärme, Schlaf oder Luft. Ich meine damit unsere psychologischen Grundbedürfnisse (nach Klaus Grawe):

- Das Bedürfnis nach Orientierung und Kontrolle

- Das Bedürfnis nach Lustgewinn resp. Unlustvermeidung

- Das Bedürfnis nach Bindung und Zugehörigkeit

- Das Bedürfnis nach Selbstwerterhöhung respektive -schutz

Beim Bedürfnis nach Kontrolle geht es einerseits darum, dass wir Dinge selbst entscheiden und unser Leben eigenbestimmt gestalten können; die meisten von uns mögen es nicht besonders, wenn andere über unser Leben bestimmen. Gleichzeitig sehnen wir uns nach Orientierung und Zielen, die uns eine Richtung und Halt im Leben geben. Beim Bedürfnis nach Lustgewinn geht es darum, lustvolle Erfahrungen zu machen und negative Emotionen, wie Angst, Schmerz, Enttäuschung etc. zu vermeiden. Den Umgang mit wenig lustvollen Aufgaben oder Situationen müssen wir als Kinder erst erlernen, d. h. wir müssen Frustrationstoleranz und Disziplin entwickeln, um unsere Ziele zu erreichen und Hindernisse zu überwinden. Wenn unser Bedürfnis nach Bindung und Zugehörigkeit aktiviert ist, wollen wir dazugehören und akzeptiert werden – sei das in einer Familie, einer Gemeinschaft oder eben in einer Beziehung. Beim Thema Selbstwerterhöhung geht es darum, dass wir uns wertvoll für andere Menschen und kompetent fühlen. Alle diese Grundbedürfnisse versuchen wir, in unterschiedlicher Ausprägung in einer Partnerschaft zu erfüllen. Wir möchten uns jemandem zugehörig fühlen, mit ihm durchs Leben gehen, Lebensziele, wie eine Familie oder ein Haus erfüllen, und für diesen Menschen wichtig sein.

Im Laufe unseres Lebens entwickeln wir Strategien, um unsere Bedürfnisse zu erfüllen, oder um Frust, weil diese nicht erfüllt werden, zu vermeiden: Wir versuchen entweder aktiv, unsere Bedürfnisse zu befriedigen oder passiv, uns vor Verletzung und Enttäuschung zu schützen, wie Grawe erklärt. Wenn du zum Beispiel Kinder möchtest, wirst du versuchen, einen Partner zu finden, der diesen Wunsch teilt; das wäre dann aktive Bedürfnisbefriedigung. Wenn du hingegen mit einem Partner liiert bist, der keine Kinder möchte, vermeidest du das Thema vielleicht bewusst, um nicht immer wieder frustriert zu werden, wenn ihr darüber redet – das wäre dann die Vermeidungsstrategie.

LISTE MIT BEDÜRFNISSEN

Nebst den psychologischen Grundbedürfnissen gibt es eine Reihe weiterer, physischer, sozialer und emotionaler Bedürfnisse, die Menschen haben. Auf der folgenden Seite eine Auswahl (ohne Anspruch auf Vollständigkeit):

Akzeptanz	Anerkennung	Autonomie
Bindung	Empathie	Frieden
Geborgenheit	Gesundheit	Harmonie
Humor	Kommunikation	Lebensfreude
Leidenschaft	Liebe	Nähe
Offenheit	Ordnung	Partnerschaft
Respekt	Ruhe	Sinnhaftigkeit
Spaß	Selbstachtung	Stabilität
Toleranz	Unabhängigkeit	Unterstützung
Verbundenheit	Verständnis	Verwirklichung
Wachstum	Wertschätzung	Würde
Zuneigung	Zuneigung	Zuverlässigkeit

Wenn wir unseren Bedürfnissen über längere Zeit nicht genügend Beachtung schenken, entstehen häufig psychische Störungen oder sogar körperliche Leiden – genauso wie wir anfällig für Krankheiten werden können, wenn wir unsere physiologischen Grundbedürfnisse nach Nahrung, Wärme, Atmung und Schlaf vernachlässigen.

Unsere eigenen Bedürfnisse zu erkennen und für sie einzustehen, ist essenziell für unser psychisches Wohlergehen …

… und damit auch für das Wohlergehen unserer Beziehung. Sich zurückzuziehen, um Frust durch unbefriedigte Bedürfnisse zu vermeiden, führt früher oder später in die Sackgasse. Denn wenn du deine Bedürfnisse (deinem Partner zuliebe) zu lange ignorierst oder unterdrückst, kann es sein, dass du in der Beziehung immer unglücklicher wirst und irgendwann ausbrichst. Oder dass du deinem Partner (implizite oder explizite) Vorwürfe machst, dass er zu wenig auf deine Bedürfnisse eingeht, was zu Verbitterung führen kann. Es geht also darum, deine Bedürfnisse und Wünsche selbstbewusst und authentisch zu vertreten, und dich nicht vorschnell an die vermeintlichen Erwartungen und Vorstellungen deines Partners anzupassen.

Um deine Bedürfnisse und Wünsche in einer Partnerschaft äußern und erfüllen zu können, musst du aber erst einmal spüren, was du willst, und mit deinem Herzen Verbindung aufnehmen (wie im vorherigen Kapitel beschrieben).

Ist vermutlich einfacher gesagt als getan. *Wie gut kennst du deine Bedürfnisse und Wünsche? Wie oft ignorierst du die Bedürfnisse, die dein Körper oder dein Herz dir signalisieren? Sagt dir diese Stimme vielleicht auch, dass ein Bedürfnis nicht legitim oder wichtig ist?*

Vielleicht geht es dir manchmal wie mir früher, dass du gar nicht spürst, was du brauchst oder wünschst. Ich war so stark in meinem Kopf verankert, dass ich meine Bedürfnisse oft gar nicht wahrnahm. Oder ich drückte sie gleich wieder weg, weil ich (unbewusst) glaubte, dass ich sie eh nicht befriedigen könnte. Zum Beispiel unterdrückte ich lange Zeit das Bedürfnis nach mehr seelischer und emotionaler Nähe in meiner Beziehung, weil ich spürte, dass dies mit meinem damaligen Partner nicht möglich war. Anfangs hatte ich noch versucht, mehr Nähe zu kreieren, aber mit der Zeit gab ich es auf und unterdrückte das Bedürfnis. Das ist ein Selbstschutz-Mechanismus resp. die oben erwähnte Vermeidungsstrategie: Wenn man keine Wünsche oder Bedürfnisse hat, kann man auch nicht enttäuscht werden. Dies ist aber ein großer Trugschluss, denn unbewusst erwarten wir ja trotzdem, dass jemand – oft unser Partner – unsere Bedürfnisse befriedigt. Und dann hegen wir einen Groll gegen die Person, die das nicht weiß und nicht entsprechend handelt. Wenn wir es aber (beide) schaffen, unsere Bedürfnisse wahrzunehmen und gegenseitig zu kommunizieren, kennen wir uns selbst und unseren Partner besser, und wir können einander darin unterstützen, diese zu erfüllen. Wir sind dann als Individuen und als Paar zufriedener, ausgeglichener, innerlich stabil, authentisch und integer.

Wie gut wir unsere Bedürfnisse wahrnehmen und auch äussern können, hängt unter anderem davon ab, wie gut unsere engsten Bezugspersonen unsere Grundbedürfnisse in der frühen Kindheit befriedigt hatten, wie Demi Charf in ihrem Buch «Auch alte Wunden können heilen» anschaulich schildert. Denn als Kinder sind wir von unseren engsten Bezugspersonen abhängig und darauf angewiesen, dass diese unsere grundlegenden Bedürfnisse nach Wärme, Nahrung und Geborgenheit befriedigen. Ein Baby oder Kleinkind muss die innere Sicherheit entwickeln können, dass es Bedürfnisse haben darf und diese erfüllt werden. Tun dies unsere engsten Bezugspersonen gemäß Charf nur mangelhaft oder unzuverlässig, bilden wir spezifische Muster, die wir durch unser

Leben tragen. Wenn wir in unseren frühesten Jahren zum Beispiel einen Mangel an Zuwendung und Bedürfnisbefriedigung erleben, tun wir uns mitunter schwer damit, unsere Bedürfnisse wahrzunehmen und anderen gegenüber zu äußern. Dies kann dazu führen, dass wir in einem dauernden Mangelzustand leben und das Gefühl haben, nie genug zu bekommen. Da können Glaubenssätze entstehen wie «Ich weiß nicht, was ich brauche», oder «Es gibt nie genug», oder «Niemand ist für mich da». Dabei ist das in der Realität oft eine verzerrte Wahrnehmung, da unsere engsten Bezugspersonen oft sehr wohl willens und in der Lage sind, unsere Bedürfnisse (bestmöglich) zu befriedigen.

Wie Charf erklärt, gehen wir mit dem erlebten Mangel auf zwei verschiedene Arten um: Die einen Menschen erleben noch als Erwachsene den Mangel nicht gelebter Bedürfnisse und suchen ständig nach deren Erfüllung. Wenn ihre Bedürfnisse dann aber befriedigt werden könnten, können sie es nicht annehmen oder es ist gefühlt doch nie genug. Sie haben oft Mühe, ihre Bedürfnisse überhaupt zu spüren und aktiv dafür einzutreten. Sie fühlen sich in ihren Beziehungen oft hilflos, bedürftig und nicht gesehen, Zum Beispiel passen sie sich ihrem Partner an, sind dann aber enttäuscht, wenn dieser keine Rücksicht auf die eigenen Wünsche nimmt. Oder sie glauben, vom Partner abhängig zu sein oder ohne ihn nicht leben zu können. Damit wiederholen sie das Drama, das sie von früher kennen, in ihrer aktuellen Partnerschaft. In der Folge fühlen sie sich leer, unausgefüllt und isoliert. *Kommt dir das bekannt vor?*

Der Partner spürt, wenn wir das Gefühl haben, nie wirklich genug zu bekommen oder er es uns «eh nie recht machen kann» und zieht sich nicht selten zurück, sodass ein Teufelskreis entsteht: Je mehr wir von unserem Partner (unbewusst) erwarten, desto mehr zieht sich dieser zurück. Dabei braucht es in der Realität meist viel weniger als wir meinen, um einen Zustand der Befriedigung und Erfüllung zu erreichen. Wenn diese Menschen lernen würden, ihre Bedürfnisse willkommen zu heißen und ihrem Partner gegenüber zu äußern, würden sie die Erfahrung machen, dass diese (zumindest bestmöglich) befriedigt würden, und das Gefühl des Mangels würde mit der Zeit verschwinden.

Die anderen Menschen, die in ihrer frühen Kindheit Mangel erlebten, haben die Tendenz ihre Bedürfnisse zu verleugnen oder gar abzulehnen, wie Charf weiter ausführt. Sie hatten zwar die Möglichkeit, ihre Bedürfnisse ansatzweise befriedigt zu bekommen, jedoch nur mit großer Anstrengung oder psychischem Schmerz. Zum Beispiel mussten sie als Kinder um Dinge betteln oder brav sein oder gute Noten in der Schule schreiben etc. Dadurch haben sie früh angefangen, ihre Bedürfnisse zu unterdrücken. Sie haben viel Misstrauen entwickelt und weisen Menschen zurück, die ihnen etwas zuliebe tun oder geben wollen. Zum Beispiel lehnen sie in einer Partnerschaft jegliche Hilfe im Haushalt oder mit anderen Aufgaben ab. Manchmal opfern sie sich sogar für den anderen auf. Damit bestätigen sie ihren Glauben, dass sie sowieso nichts bekommen und alles allein machen müssen. *Geht es dir vielleicht auch so?*

Diese Menschen haben große Angst davor, ihre Bedürftigkeit zu spüren, weil ihre Verletzlichkeit und das Gefühl des Ausgeliefertseins in den Vordergrund tritt.

Dies sind in der Regel sehr großzügige Menschen, die selbst sehr gerne geben und anderen helfen. Falls du zu diesen Menschen gehörst, darfst du lernen, deine Bedürfnisse, deine Bedürftigkeit und auch

Unterstützung anzunehmen. Das ist kein Zeichen von Schwäche, sondern von innerer Stärke und Reife.

In seiner Beziehung mit Claudia versucht Thorsten ständig, es ihr recht zu machen, statt ihr mitzuteilen, was er wirklich möchte. Immer wieder bringt er sich selbst dadurch in Situationen, in denen er am Ende frustriert ist, weil er seine Bedürfnisse ignoriert hat. Zum Beispiel überlässt er Claudia meistens die Wahl des Restaurants, obwohl er das Essen an manchen Orten nicht sonderlich mag. Oder er getraut sich nicht, ihr zu sagen, dass er ab und zu abends lieber eine Sportsendung als Claudias Lieblingsserie schauen würde. Manchmal ist er deswegen regelrecht sauer auf sich selbst – und unbewusst auch auf Claudia, was er sie spüren lässt. Er wird dann schnippisch zu ihr oder auch mal ausfällig. Sie versteht in solchen Momenten nicht, weshalb er wütend auf sie ist, da er es ihr auch nicht erklären kann. Als er sich mit seiner Lebensgeschichte auseinanderzusetzen beginnt, erkennt er, dass er in seiner Kindheit seine eigenen Bedürfnisse oft denen seiner Eltern untergeordnet hat, dem Hausfrieden zuliebe. Erst als er lernt, seine Bedürfnisse Claudia gegenüber authentisch mitzuteilen, entspannt sich die Situation. Und Claudia ist mehr als bereit, auf seine Bedürfnisse einzugehen.

Wie wir erörtert haben, ist die Befriedigung unserer Bedürfnisse wichtig für unsere psychische Gesundheit; denn sie bestimmen weitgehend unsere Motive sowie unser Handeln und gehören zu unserer Erfahrung als Menschen.

Unsere Bedürfnisse haben ihre Daseinsberechtigung und sind legitim – das heißt: Wir müssen uns dafür nicht schämen oder sie verstecken.

Wenn wir sie nicht genügend erfüllen, werden wir auf Dauer unglücklich und können auch keine guten Partnerschaften führen. Wir sind dann nicht authentisch und nicht bei uns.

Und wir sind es wert, nach der Befriedigung unserer Bedürfnisse zu streben! In spirituellen Kreisen geht der Irrglaube um, dass wir keine Bedürfnisse haben sollten, oder dass wir sie loslassen sollten, wenn wir wahrhaft glücklich sein wollen. Das ist deshalb ein Irrglaube, weil das Menschsein eine zutiefst spirituelle Erfahrung ist, wozu eben auch Wünsche und Bedürfnisse gehören. Sie sind (der göttliche) Ausdruck unserer individuellen Persönlichkeit sowie unseres Herzens. Und unser Herz sagt immer die Wahrheit!

Wenn wir uns mehr und mehr danach ausrichten, was unser Herz uns sagt und was positive Gefühle in uns auslöst, sind wir mehr im Einklang mit unserem Höheren Selbst.

Und wir fühlen uns insgesamt glücklicher und zufriedener, was sich positiv auf unsere Beziehung auswirkt.

Die alles entscheidende Frage ist, wie du deine Bedürfnisse und Wünsche erkennst. Vor allem, wenn du es nicht gewohnt bist, diese wahrzunehmen oder gar zu äußern. Einen wichtigen Hinweis auf deine (psychologischen) Bedürfnisse liefern dir deine **Emotionen:** Wenn du wütend oder traurig wirst, kann das zum Beispiel ein Hinweis darauf sein, dass jemand eine Grenze überschritten hat oder ein für dich wichtiges Bedürfnis nicht erfüllt ist.

Vielleicht ärgerst du dich zum Beispiel über deinen Partner, der nachts laut die Wohnung aufräumt, während du müde im Bett liegst. Dein Bedürfnis nach Ruhe und Schlaf wird in dem Moment gestört. Oder vielleicht reagierst du mit Unverständnis, wenn dein Partner seine

Sachen in der ganzen Wohnung liegen lässt, die du dann wieder wegräumen musst. Du hast nämlich ein Bedürfnis nach Ordnung und Sauberkeit in der Wohnung.

Wenn du hingegen Freude empfindest, ist das in der Regel ein Zeichen dafür, dass ein wichtiges Bedürfnis oder ein Wunsch Erfüllung gefunden hat. Vielleicht seid ihr endlich in das langersehnte Haus gezogen, oder dein Partner hat dich in ein Restaurant ausgeführt, das du schon lange einmal besuchen wolltest, und die Freude darüber ist groß. Achte also ganz besonders auf deine Emotionen.

Dein **Körper** gibt dir ebenfalls wichtige Hinweise auf Bedürfnisse, zum Beispiel in Form von Müdigkeit, innerer Unruhe oder Anspannung, wenn ein Bedürfnis nicht erfüllt wird.

Zusätzlich kannst du dir auch deine **Vorstellungskraft** zunutze machen, um deine Bedürfnisse zu erkennen: Wenn sich die Befriedigung eines Bedürfnisses in deiner Vorstellung gut und leicht anfühlt, bist du auf dem richtigen Weg.

Um das zu erkennen, kannst du dir in allen Farben vorstellen, wie es sich anfühlt, wenn dein Wunsch in Erfüllung geht: *Wo bist du gerade? Wer ist bei dir? Was macht ihr da? Was sagt dein Gegenüber zu dir? Was siehst und riechst du?*

Solche Visualisierungen sind ein wirksames Instrument, um innere Klarheit zu erlangen, aber auch, um deine Wünsche Wirklichkeit werden zu lassen. Denn alles beginnt mit einem Gedanken!

Beim Erkennen unserer Bedürfnisse ist es wichtig, zwischen Bedürfnis und Strategie zu dessen Erfüllung zu unterscheiden: Wenn ich zum Beispiel Hunger habe (Bedürfnis), dann esse ich vermutlich etwas (Strategie), um den Hunger zu stillen. Wenn ich eine Familie haben möchte (Bedürfnis), gibt es mehrere Möglichkeiten (Strategien), diesen Wunsch zu erfüllen: Ich kann selbst versuchen, ein Kind zu zeugen; ich kann Pflegekinder zu mir nehmen; ich kann Kinder adoptieren und so weiter.

Oder wenn ich ein tiefes Bedürfnis nach Sicherheit und Geborgenheit in einer Partnerschaft habe, könnte ich ebenfalls auf verschiedene Arten versuchen, dieses Bedürfnis zu erfüllen: Ich könnte von meinem Partner zum Beispiel verlangen, monogam zu leben, oder ich könnte sein Telefon ständig kontrollieren, oder wir verbringen fast die gesamte Freizeit zusammen und so weiter.

Diese Unterscheidung ist deshalb so wichtig, weil wir uns mit unserem Partner oft über die Strategie streiten und uns zu wenig über die darunterliegenden Bedürfnisse unterhalten. Seid also achtsam, wenn ihr über solche Strategien streitet – haltet einen Moment inne und fragt euch, welches (legitime!) Bedürfnis dahintersteckt. Fragt euch auch, weshalb ihr glaubt, dies zu brauchen. Welches Motiv steckt dahinter? Nehmt euch ruhig die Liste mit Bedürfnissen zu Beginn dieses Kapitels zu Hilfe, wenn ihr unsicher seid.

Mehr zu Emotionen und Körperempfindungen erfährst du in Kapitel 3. Die folgende Übung kann dir ebenfalls helfen, deine Bedürfnisse und Wünsche zu erkennen.

Übung 2 – Erkenne deine Bedürfnisse und Wünsche

Die folgenden Fragen können dir dabei helfen, deine Bedürfnisse in Bezug auf deine Beziehung zu erkennen. Du kannst sie im Geiste durchgehen oder auch mithilfe von Stift und Papier.

- In welchen Situationen fühlst du dich von deinem Partner besonders geliebt? Was für ein Bedürfnis steckt dahinter?

- Was bereitet dir Freude? Wann oder wobei blühst du auf?

- Stell dir vor, wie du das bekommst, was du dir wünschst. Wie fühlt es sich an?

- Was wünschst du dir von deiner Partnerin oder deinem Partner mehr? Eine Umarmung, Unterstützung bei einer Aufgabe, mehr Freiraum etc.?

- In welchen Momenten oder Situationen bist du traurig oder wütend? Was fehlt dann?

- Was für Werte sind dir wichtig? Was für grundlegende Überzeugungen hast du? Werte und Überzeugungen sind wiederkehrende, konstante Bedürfnisse.

- Was sind für dich No-Gos in der Beziehung und im Leben allgemein? Was für ein Bedürfnis steckt dahinter?

- Hast du irgendwelche Ziele, Visionen oder Sehnsüchte? Was möchtest du in deinem Leben erreichen? Diese Wünsche können auf darunterliegende Bedürfnisse hinweisen.

Zusammengefasst:

- Jedes Bedürfnis ist legitim und gehört zum Menschsein dazu. Der erste Schritt ist, unsere Bedürfnisse anzuerkennen.

- In der Kindheit nicht befriedigte Bedürfnisse führen zu Mustern und Prägungen, die auch die Partnerschaft beeinflussen

- Wir können unsere eigenen Bedürfnisse nicht ewig ignorieren, sonst werden wir unglücklich und belasten damit die Partnerschaft.

- Unser Herz, unsere Emotionen und unser Körper geben uns Hinweise auf unsere Bedürfnisse.

- Wir sind es wert, dass wir aktiv nach der Befriedigung unserer Bedürfnisse streben.

- Es ist wichtig, zwischen Bedürfnissen und Strategien zu unterscheiden.

1.3 Selbstliebe und Selbstfürsorge praktizieren

«Sich selbst zu lieben ist der Beginn
einer lebenslangen Romanze.»

Oscar Wilde

Hand aufs Herz: Mit wie viel Überzeugung kannst du sagen, dass du dich selbst liebst? Kannst du vor dem Spiegel stehen und laut sagen «Ich liebe mich»? Auf einer Skala von null (ich liebe nichts an mir) bis zehn (ich liebe alles an mir), wo würdest du dich einordnen? Frage dich auch: Erwartest du von deinem Partner, dass er dich liebt, obwohl du das selbst nicht wirklich tust? Schwierige Fragen – ich weiß.

Oft sind wir uns selbst gegenüber viel kritischer und liebloser als anderen gegenüber. Und oft erkennen wir gar nicht, dass wir uns selbst nicht wirklich achten und lieben.

Selbstliebe ist aber eine Grundvoraussetzung dafür, auch andere lieben zu können. Selbstliebe ist die Fähigkeit, dich selbst so anzunehmen, wie du bist, mit allen Schwächen und Stärken, dich selbst zu respektieren und für dich selbst zu sorgen. Sie umfasst auch, dir selbst Fehler verzeihen zu können und dich deiner Bedürfnisse, Grenzen und Werte bewusst zu sein und danach zu handeln. Sie ist ein kontinuierlicher Prozess, der Übung, Selbstreflexion und Achtsamkeit erfordert.

Selbstfürsorge beinhaltet die bewusste Praxis, für das eigene Wohlbefinden zu sorgen, um gesund, ausgeglichen und erfüllt zu sein:

- **körperliche Selbstfürsorge:** Dazu gehört: regelmäßige Bewegung, genügend Schlaf, gesunde Ernährung etc.

- **emotionale Selbstfürsorge:** Dies umfasst: seine Gefühle und Emotionen anerkennen, Selbstmitgefühl praktizieren, Zeit für sich einplanen etc.

- **geistige Selbstfürsorge:** Dies beinhaltet: sich geistig zu stimulieren (durch Lernen zum Beispiel), kreative Ausdrucksformen praktizieren, persönliches Wachstum fördern etc.

- **spirituelle Selbstfürsorge:** Dies meint: die eigene Spiritualität zu erkunden und zu kultivieren, die Verbindung zu etwas Größerem herzustellen, Zeit für Selbstreflexion zu reservieren etc.

Nicht immer sind wir jedoch in der Lage, uns selbst anzunehmen und auf diese Weise für uns zu sorgen. Im Laufe unseres Lebens werden wir immer wieder mit Kritik konfrontiert. Von Eltern, Lehrern, Freunden usw. hören wir Sätze wie: «Du bist zu langsam!», «Du kapierst mal wieder nichts!» oder «Sei nicht so eine Heulsuse!» Diese Sätze, vor allem wenn wir sie in der Kindheit gehört haben, prägen sich in unserem Unterbewusstsein und in unserem Nervensystem ein, und schaden unserem Selbstwertgefühl. Auch schwierige Situationen, Misserfolge oder traumatische Erlebnisse prägen unser Selbstbild. Studien zeigen, dass wir die meisten negativen Glaubenssätze über uns selbst in den ersten sechs bis sieben Lebensjahren hören und verinnerlichen.

Die vielen kleinen und größeren Erlebnisse beeinträchtigen unser Selbstwertgefühl und die Liebe zu uns selbst. Deshalb fällt es uns meist auch so schwer, vor dem Spiegel zu stehen und liebevolle Worte für uns zu finden.

Falls dir jetzt gleich ein paar schmerzhafte Szenen und Sätze in den Sinn kommen, nimm' dir einen Moment Zeit und schreibe sie auf, und erlaube dir, den damit verbundenen Schmerz zu fühlen. Diese sind ganz wichtig, denn:

Diese negativen Glaubenssätze sabotieren uns und unsere Liebesbeziehungen unbewusst.

Oft versuchen wir, durch die Liebe des anderen, unser lädiertes Selbstwertgefühl «aufzupolieren» und unseren Mangel an Selbstliebe zu kompensieren. Wir verlangen vom anderen, dass er uns die Liebe schenkt, die wir selbst nicht für uns fühlen können. Falls dir das unbewusst auch passiert, wirst du feststellen, dass dies nicht wirklich funktioniert: Dein Partner spürt diesen Mangel nämlich, auch wenn unbewusst, und verhält sich mitunter (unbewusst) in einer Art, die dir deinen Mangel an Selbstliebe spiegelt. Vielleicht ist er zum Beispiel nicht ganz so liebevoll und aufmerksam zu dir, oder er «gibt» dir nicht so viel gemeinsame Zeit, wie du es dir wünschst. Was zum Beispiel dazu führen kann, dass du mehr Aufmerksamkeit und Liebe forderst, während der Partner sich (unbewusst) zurückzieht. Falls dir dies bekannt vorkommt, darfst du dich fragen, in welchen Situationen du lieblos mit dir selbst umgehst und dir selbst keine Aufmerksamkeit schenkst. *Wo vernachlässigst du dich selbst?*

Bevor du von deinem Partner Liebe erwarten kannst, darfst du lernen, dich selbst zu akzeptieren und zu lieben – und zwar nicht nur die schönen und angenehmen Seiten in und an dir, sondern auch deine vermeintlichen Schwächen und Fehler. Was nicht bedeutet, dass du nicht an deinen Schwächen «arbeiten» solltest. Dich selbst laufend weiterentwickeln zu wollen, ist eine wichtige Voraussetzung für eine erfüllende Beziehung.

Deine Schwächen anzunehmen bedeutet vielmehr, deren Existenz nicht länger zu leugnen und dich trotz – oder gerade wegen – dieser Schwächen zu lieben. Es bedeutet ebenfalls, dir selbst Verständnis und Empathie entgegenzubringen, erst recht dann, wenn du es am meisten brauchst, weil du dich vielleicht besonders schwach, dumm oder unfähig fühlst.

> **Dich selbst zu lieben bedeutet ein bedingungsloses Ja zu all deinen Fähigkeiten, Eigenschaften, Schwächen und Unzulänglichkeiten.**

Du bist ein göttliches Wesen, vollkommen in deiner Unvollkommenheit, und deshalb gut genug so wie du bist. Du bist nicht weniger wert als andere Menschen – jeder Mensch ist genau gleich viel wert und ist genau gleich liebenswert, auch wenn du das vielleicht (noch) nicht fühlst. Vielleicht hast du in deiner Kindheit den Glaubenssatz verinnerlicht, dass du nicht liebenswert bist oder dir Liebe verdienen musst. Wenn dem so ist, darfst du diesen Glaubenssatz verabschieden und erkennen, dass auch du liebenswert bist – einfach nur aus dem Grund, weil du existierst. Eine Übung, wie du Glaubenssätze auflösen kannst, findest du im nächsten Kapitel.

Das schließt insbesondere auch das Aussehen unseres Körpers ein. *Gehörst du vielleicht auch zu den Menschen, die ihren eigenen Körper – oder bestimmte Körperpartien – nicht mögen? Gehörst du auch zu denen, die so lange überschminken, vergrößern oder schummeln, bis der vermeintliche Makel beseitigt oder nicht mehr sichtbar ist?* Nur sehr wenige Menschen sind mit ihrem Körper voll und ganz zufrieden. Dabei ist unser Körper unser zu Hause und gleichzeitig ein Wunderwerk: Er atmet, geht, isst, schläft, macht Liebe, verdaut, singt etc. Dank unseres Körpers können wir so viele erstaunliche Erfahrungen machen und Sinneseindrücke erleben, und das bis ins hohe Alter, wenn wir ihm Sorge tragen. Wir sind auf unseren Körper angewiesen, um auf dieser Erde zu leben; er ist deshalb das Wertvollste, das wir besitzen. Deine Beine bringen dich, wohin du willst; deine Lungen atmen regelmäßig ein und aus; dein Herz pumpt dein Blut in deinen ganzen Körper; deine Verdauung verarbeitet deine Nahrung und liefert dir Energie; und dein Körper beschert dir immer wieder ekstatische Momente, wenn du mit deinem Partner Liebe machst. Genauso wertvoll, wie dein Körper ist, solltest du ihn auch täglich behandeln.

Olivia war schon als kleines Mädchen rundlicher als die anderen Kinder. In der Pubertät haben ihre Mitschüler und Mitschülerinnen oft über sie gelästert, entweder ganz offen oder hinter vorgehaltener Hand. Das hat Olivia tief getroffen, und sie hat angefangen, sich selbst und ihren Körper immer mehr zu hassen. Als sie ihre große Liebe Roger kennenlernte, getraute sie sich lange Zeit nicht, sich vor ihm auszuziehen, solange das Licht an war; sie bestand darauf, das Licht abzuschalten. Entsprechend gehemmt war sie dann auch während des Sex' – immer in Angst, Roger könnte etwas an ihr nicht mögen oder sie zu dick finden. Dabei mochte Roger alles an ihr, er stand nämlich auf rundlichere Frauen. Erst als sie anfing, sich selbst anzunehmen, so wie sie war, entspannte sich auch ihr Sexleben.

Am besten fängst du heute noch damit an, deinem Körper jeden Tag dafür zu danken, dass er dich zuverlässig durchs Leben trägt.

Das kannst du tun, indem du deinem Körper ganz einfach in Gedanken «Danke» sagst, und indem du gut für ihn sorgst. Wir dürfen uns selbst und unseren Körper also so annehmen, wie wir sind. Und wir dürfen uns um uns selbst kümmern und wie zuvor besprochen unsere Bedürfnisse nähren. Denn Selbstfürsorge ist ein Akt der Selbstliebe.

Doch was bedeutet Selbstfürsorge? Wenn du für dich selbst sorgst, tust du Dinge, die deine physische und mentale Gesundheit stärken und pflegen. Dazu gehören Dinge, wie regelmäßige Bewegung, gesunde Ernährung, ausreichend Schlaf, Zeit für dich selbst und für Entspannung, sowie nährende soziale Beziehungen. Für mich persönlich sind gesunde Ernährung, Bewegung und Zeit für mich selbst essenzielle Akte der Selbstfürsorge. Wenn ich mir etwas Gesundes koche, das auch noch sensationell schmeckt, fühle ich mich nicht nur körperlich, sondern auch seelisch genährt. Durch regelmäßige Bewegung wie Yoga und Radfahren sorge ich dafür, dass mein Körper beweglich und schmerzfrei bleibt. Und in der Zeit für mich selbst, die ich mir trotz familiärer und beruflicher Verpflichtungen nehme, lade ich meine Energiebatterien wieder auf.

Gibt es da vielleicht Bereiche, in denen du dir noch nicht genügend Sorge trägst? Wo kannst du vielleicht noch mehr auf deine Bedürfnisse und Grenzen achten? Erstelle eine Liste all der Dinge, die du gerne mehr für dich selbst tun würdest. Ich bin sicher, da kommt einiges zusammen. Und dann überlege dir, wie und wann du diese in deinen Alltag einbauen kannst.

Wenn du dich selbst liebst und achtest, schaffst du die Voraussetzung, um deinen Partner lieben zu können, weil du das Verlangen nach Liebe nicht mehr auf ihn projizierst. Außerdem übernimmst du Verantwortung für dein eigenes Wohlergehen, und schiebst diese nicht auf deinen Partner ab. Ihr könnt euch so auf Augenhöhe begegnen und die Liebe zwischen euch aus euch herausfließen lassen.

ÜBUNG 3 – LIEBESREGEN

Mit dieser Meditation kannst du dir die Selbstliebe zukommen lassen, die du verdienst.

1. Mache es dir irgendwo bequem, wo du ein paar Minuten ungestört sein kannst. Ob du dabei sitzt oder liegst, spielt keine Rolle.

2. Atme ein paar Mal tief durch. Verlangsame das Ausatmen, das heißt, atme schneller ein als du ausatmest. Das beruhigt dein Nervensystem. Atme ein paar Mal auf diese Weise tief ein und wieder aus.

3. Stelle dir nun vor, wie ein goldenes Licht von oben auf dich herabscheint und dich umhüllt. Es ist das göttliche Licht der bedingungslosen Liebe.

4. Stelle dir vor, wie sich das Licht durch deinen Scheitel in deinem ganzen Körper ausbreitet und in jede Zelle deines Körpers fließt. Tue das so lange, bis du das Gefühl hast, ganz von dieser Liebe durchflutet zu sein.

5. Beende die Meditation, sobald du bereit bist, indem du dich bedankst – bei dir selbst und beim Universum.

Zusammengefasst:

- Nimm dich an, so wie du bist – mit all deinen vermeintlichen Fehlern und Schwächen.

- Jeder Mensch ist genau gleich liebenswert – auch du bist liebenswert!

- Unser Partner kann mangelnde Selbstliebe nicht kompensieren. Selbstliebe ist die Grundlage für eine funktionierende Beziehung.

- Sich weiterzuentwickeln ist wichtig in einer Beziehung

- Selbstfürsorge ist ein Akt der Selbstliebe

1.4 Deine Lebensaufgabe finden

«Wo die Bedürfnisse der Welt mit
deinen Talenten zusammentreffen,
dort liegt deine Berufung.»

Aristoteles

Du hast in den vorherigen Abschnitten erfahren, wie wichtig die Stimme deines Herzens, das Erkennen deiner Bedürfnisse, Selbstliebe sowie

Selbstfürsorge für eine gelingende Partnerschaft sind. In diesem Kapitel schauen wir uns an, was deine Lebensaufgabe mit deiner allgemeinen Zufriedenheit und mit deiner Beziehung zu tun hat.

Zu den vier psychologischen Grundbedürfnissen des Menschen gehört auch der Selbstwerterhalt. Wir fühlen uns unter anderem wertvoll für andere Menschen, wenn wir uns selbstwirksam und kompetent fühlen. Selbstwirksamkeit bedeutet, das Vertrauen in unsere Fähigkeit, bestimmte Handlungen auszuführen und bestimmte Ziele erreichen zu können. Wenn wir unsere Talente entwickeln und uns Fähigkeiten und Fertigkeiten aneignen, können wir sie in die Welt tragen und etwas bewirken, dann fühlen wir uns selbstwirksam – und gleichzeitig wertvoll für andere Menschen. Dies ist ein wichtiger Aspekt des Menschseins, weil du dadurch mehr Zufriedenheit und psychische Stabilität erreichst, was sich positiv auf deine Beziehung auswirken wird. Oft wollen wir auch eine Aufgabe finden, in der wir einen Sinn erkennen und die uns Freude bereitet – wir wollen unsere Berufung finden. Die Berufung ist eine Aufgabe oder Rolle, für die wir besonders geeignet sind, die uns in besonderem Maße anzieht und die einen tieferen Sinn in unserem Leben erfüllt – unabhängig von unserer Beziehung.

Trägst du das Bedürfnis, deine Berufung zu finden, auch in dir? Wir sind nicht auf die Welt gekommen, um passiv zu sein, das Leben an uns vorbeiziehen oder andere über uns bestimmen zu lassen. Wir sind auch nicht auf die Erde gekommen, um in einem Job zu verharren, der uns keine Freude bereiten und uns Energie entzieht – auch wenn uns die Gesellschaft das so lange Zeit vorgelebt und erzählt hat.

Wir sind auf die Erde gekommen, um Erfahrungen zu machen, zu wachsen und um unser ganz persönliches Licht in die Welt zu tragen.

Glaubst du nicht? Wir alle haben eine persönliche Lebensaufgabe, die uns die leise Stimme in uns, respektive deine Intuition, immer wieder zuflüstert. Vielleicht ist es auch einfach ein Bauchgefühl, das dir sagt, in welche Richtung du dich bewegen sollst oder du empfindest Freude bei dem Gedanken an eine bestimmte Tätigkeit. Wie du herausfinden kannst, welchen Weg dir dein Herz weist, hast du in den vorherigen Kapiteln bereits erfahren.

Entwickelst du deine Talente und Fähigkeiten nicht und ignorierst deine Lebensaufgabe, wirst du langfristig ziemlich sicher unglücklich. Dann hast du nicht genügend Nährboden für dich selbst und für deine Beziehung. Dann überfrachtest du diese allenfalls mit Erwartungen und Bedürfnissen, die keine Partnerschaft erfüllen kann. Eine Liebesbeziehung kann einen Mangel an innerer Ausrichtung, Selbstwertgefühl und Selbstverwirklichung nicht kompensieren. Unterbewusst verfallen wir häufig diesem Trugschluss, indem wir den Sinn unseres Lebens in der Beziehung suchen und unseren Selbstwert über unsere Partnerschaft definieren. Für die wenigsten Personen unter uns ist jedoch die Beziehung die primäre Lebensaufgabe oder der einzige Lebensinhalt.

Du darfst und sollst also deinen Platz auf dieser Welt einnehmen und deine individuelle Lebensaufgabe finden. Du wirst dich dadurch mehr mit dem Leben verbunden und wertvoll fühlen, unabhängig von deinem Partner.

> *Wenn ihr als Individuen wisst, wer ihr seid und wo euer Platz im Leben ist, habt ihr einander mehr zu geben als zwei Bedürftige, die nach Orientierung und Sinn ineinander suchen.*

Die Beziehung zu Ladina war für Peter lange Zeit der einzige Lebensinhalt. Er wollte jede freie Minute mit Ladina verbringen, und die

Vorstellung, dass sie eines Tages nicht mehr in seinem Leben sein könnte, erfüllte ihn mit großer Angst. Beruflich war Peter Buchhalter, was ihn zwar materiell gut versorgte, aber seelisch nicht nährte, sodass er sein ganzes Leben auf Ladina ausrichtete. Sie fühlte sich dadurch zusehends eingeengt und fing an, immer mehr um Freiräume zu ringen, was Peter natürlich verunsicherte. Erst als er sich traute, seinem Traum einer eigenen Praxis im Bereich Kinesiologie nachzugehen, fand er eine neue Ausrichtung im Leben, und die Beziehung zu Ladina entspannte sich zusehends. Er musste sich innerlich nicht mehr an sie «anlehnen».

So könnt ihr Seite an Seite, Hand in Hand in die gleiche Richtung schauen und miteinander gehen, ohne euch gegenseitig stützen zu müssen, um Halt zu finden. Wenn es dir gelingt, deiner Lebensaufgabe nachzugehen, wirst du mit mehr Freude, Zufriedenheit und Frieden erleben. Und du wirst die Energie haben, die du benötigst, um deine Lebensaufgabe zu erfüllen.

> *Denn jeder Mensch hat einen Platz in der Gesellschaft, jeder Mensch hat Talente und jeder Mensch ist wertvoll – auch du!*

Deine Beziehung wird sich entspannen, ja sogar «verbessern», denn du bist innerlich genährt und zufrieden, wenn du deinen ganz persönlichen Weg gehst. Und du erwartest nicht mehr von deinem Partner, aufkommende Leere zu füllen.

Vielleicht fragst du dich jetzt, was deine Lebensaufgabe ist, und wie du diese erkennst. Vielleicht hast du schon mehrere Jobs und Berufe ausprobiert, aber immer noch nicht das gefunden, was dir wirklich

Freude bereitet. Wenn dem so ist, wird dir die Übung am Ende dieses Kapitels helfen, dies herauszufinden.

ÜBUNG 4 – FINDE DEINE LEBENSAUFGABE

Wenn du Schwierigkeiten hast, deinen Platz in der Welt oder deine Lebensaufgabe im Leben zu finden, können dir folgende Fragen helfen, dem auf die Spur zu kommen. Nimm dazu ein Blatt Papier und einen Stift und schreibe die Antworten spontan auf. Wichtig dabei ist, nicht zu überlegen, sondern einfach drauf loszuschreiben, aus dem Bauch oder der Intuition heraus:

- Welche Tätigkeiten bereiten dir Freude?

- Wo liegen deine Interessen? Was sind deine Hobbies?

- Wovon hast du als Kind geträumt?

- Was hast du als Kind gerne gemacht?

- In welchen Situationen fühlst du dich besonders wohl?

- Was sagen andere über dich, was du gut kannst?

- Wobei fragen dich andere um Rat oder Hilfe?

- Welche Tätigkeiten fallen dir besonders leicht?

- Was möchtest du auf der Welt bewirken?

- Wie kannst und möchtest du dein Licht in die Welt tragen?

- Wenn du dir selbst vorstellst, wo du in fünf Jahren stehst – was hat sich bis dann in deinem Leben verwirklicht? Was tust du in dieser Vision?

- Was sind deine Talente und Fähigkeiten?

- Welche Themen tauchen immer wieder in deinem Leben auf?

- Was würdest du tun, wenn Geld keine Rolle spielen würde?

- Was ist die Vision und die Mission deines Lebens?

Schau dir die Antworten an – *findest du wiederkehrende Aussagen? Schlägt dein Herz bei einigen Aussagen schneller vor Freude?* Lass alles auf dich wirken und geh' die Fragen zu einem späteren Zeitpunkt nochmals durch, wenn du unsicher bist, bis sich ein schärferes Bild ergibt. Dein Herz wird dir klare Signale geben (siehe Kapitel 1), wenn du auf dem richtigen Weg bist.

Zusammengefasst:

- Wir wollen uns wertvoll fühlen für andere Menschen.

- Jeder Mensch ist von Natur aus wertvoll und hat einen Platz auf der Welt. Jedes Talent hat seinen Wert!

- Schärfe deine Talente und Fähigkeiten und setze sie ein – dies nährt dein Selbstwertgefühl.

- Finde Aufgaben im Leben, die dir Freude bereiten. Vielleicht findest du sogar deine Berufung oder deine Lebensaufgabe. Dies bringt mehr Lebensfreude allgemein, Sinnhaftigkeit und innere Ausrichtung, unabhängig von deinem Partner oder deiner Partnerin – und damit auch Stabilität in die Beziehung

Schlüssel # 2: Seine Muster & Prägungen transformieren

Die Erfahrungen, die wir im Laufe unseres Lebens machen, haben einen starken Einfluss auf unser Erleben und Verhalten gegenüber unserem Partner. Dies gilt insbesondere für schmerzhafte Erfahrungen, die wir in unserer Kindheit gemacht haben, denn diese prägen sich tief in unser Nervensystem und in unser Unterbewusstsein ein und sabotieren unsere Beziehung sozusagen «aus dem Hinterhalt». Den Zusammenhang zwischen deinen Lebenserfahrungen und deinem heutigen Erleben respektive Verhalten zu erkennen, ist essenziell in einer Beziehung. Deshalb widmen wir uns in diesem Kapitel eingehend unseren Mustern, Wunden, Bindungsverhalten und Lernfeldern.

2.1 Eigene Muster und Trigger erkennen

«Wo viel Licht ist,
ist starker Schatten.»

Johann Wolfgang von Goethe

In diesem Kapitel schauen wir uns an, welche Prägungen, Muster und Wunden sich im Laufe deines Lebens entwickelt haben und welche negativen Glaubenssätze du daraus verinnerlicht haben könntest. Diese beeinflussen nämlich dein Denken, dein Fühlen und dein Handeln. Und sie beeinflussen deine Beziehung, zum Beispiel, indem du Eigenschaften auf deinen Partner projizierst, die eigentlich zu dir gehören, oder indem du ihn fälschlicherweise für gewisse Dinge verantwortlich machst.

Wollen wir diese Muster und Prägungen kennenlernen, müssen wir eine Reise in die Vergangenheit unternehmen. Die Menschen und Erfahrungen, die uns am meisten geprägt haben, kennen wir in der Regel aus unserer (frühen) Kindheit. Aus einer Zeit, an die wir uns oft nicht bewusst erinnern. Das kann es schwierig machen, die Bedeutung und den Einfluss dieser frühen Erfahrungen für unser heutiges Leben zu erkennen, einzuordnen und zu verstehen. Dennoch ist es essenziell, sich dieser Zeit zu widmen und darüber nachzudenken, wie sie uns beeinflusst haben könnte.

Das ist deshalb so wichtig, weil in den ersten Lebensjahren das Fundament für unsere Entwicklung und für ein erfülltes Leben gelegt wird. Machen wir viele negative Erfahrungen mit unseren engsten Bezugspersonen, kann dies tiefe Wunden hinterlassen, die uns auch als Erwachsene noch stark beeinflussen. Je nach Art und Ausprägung dieser Wunden kann es uns schwerfallen, unser Leben unbeschwert zu genießen oder unsere Ziele zu erreichen.

Und die Wunden können auch unsere Beziehungen prägen und sabotieren.

Wenn ein Elternteil zum Beispiel häufig abwesend war, kann dies eine starke Verlustangst hervorgerufen haben, die tief in unserem «Zellgedächtnis» gespeichert ist und sich in der aktuellen Beziehung zeigt. Oder wenn eine enge Bezugsperson in der Kindheit häufig wütend oder aggressiv war, kann dies dazu führen, dass man jegliche Wut und

Aggression als persönlich bedrohlich einstuft und sehr heftig reagiert, wenn der Partner mal wütend ist.

In vielen Situationen in unserer aktuellen Partnerschaft werden wir an schmerzhafte Erfahrungen erinnert, die wir in der Vergangenheit gemacht haben, die aber nichts mehr mit der gegenwärtigen Situation zu tun haben. Diese Muster und Verhaltensweisen zeigen sich häufig in emotional anspruchsvollen Situationen. Gerade in Liebesbeziehungen werden wir in stressigen Phasen mit unseren größten Wunden und Mustern konfrontiert – zum Beispiel, wenn wir streiten oder unter Alltagsstress stehen.

Oft ist der Partner der Mensch, der uns am tiefsten berührt, denn wir öffnen unser Herz und lassen ihn in unser tiefstes Inneres blicken.

Wir fühlen uns mit unserem Partner oft ähnlich intensiv verbunden wie damals mit unseren Eltern oder anderen engen Bezugspersonen. Deshalb ist es besonders schmerzhaft, wenn wir durch unseren Partner an diese Wunden und Muster erinnert werden.

Justin und Leonie wohnen in getrennten Wohnungen, treffen sich aber so oft es geht abwechselnd in der Wohnung des anderen. Jedes Mal, wenn sie sich verabschieden, fühlt sich Leonie sehr allein gelassen und wird von Emotionen wie Panik, Hilflosigkeit und Verlustangst überflutet. Leonie betrachtet ihre Lebensgeschichte und erkennt den Ursprung dieser Emotionen in ihrer frühen Kindheit, als sie im Alter von zwei Jahren aufgrund einer schweren Operation mehrere Wochen allein im Krankenhaus verbringen musste. Ihre Eltern haben sie zwar regelmäßig besucht, durften jedoch nicht dort übernachten.

In ihrem Nervensystem hat sich deshalb schon früh eingeprägt, dass geliebte Menschen sie wiederholt im Stich lassen, vor allem in schwierigen Situationen. Da ihr für diese Zeit in ihrer Kindheit Worte und Bilder fehlen, zeigen sich diese unverarbeiteten Emotionen in bestimmten Situationen als dumpfe Panik, Hilflosigkeit und Verlustangst. Dank langjähriger Traumatherapie hat sie ein Verständnis für die Mechanismen, die in ihr wirken, erlangt und einige davon verarbeiten können. Wenn diese Emotionen heute wieder hochkommen, weiß sie, woher diese stammen und wie sie damit umgehen kann. Sie hat Verantwortung für ihre Muster übernommen und entlastet damit ihre Beziehung.

Wenn wir an den Schmerz aus der Vergangenheit erinnert werden – also, wenn wir «getriggert» werden – reagieren wir mitunter sehr emotional und der Situation nicht angemessen.

> *Eine der wichtigsten Aufgaben von uns Menschen ist es, uns mit der eigenen Lebensgeschichte auseinanderzusetzen, unsere Muster und Prägungen zu identifizieren und wenn möglich zu transformieren.*

Denn wenn ich mir meiner eigenen Lebensgeschichte, Muster und Verhaltensweisen bewusst werde, habe ich die Chance, an mir zu arbeiten und etwas zu verändern. Ich sehe Situationen aus einem anderen Blickwinkel und kann sie besser einschätzen. Ich reagiere dann nicht mehr aus meinem getriggerten Ego heraus, sondern kann in einer, der aktuellen Situation, angemessenen Weise handeln.

Bewusstwerdung ist also der erste wichtige Schritt in Richtung Veränderung des eigenen Erlebens und Verhaltens. Meistens reicht dies allerdings nicht aus, denn die Muster und Reaktionsweisen sitzen tief, sie sind quasi zu Automatismen geworden. Es braucht eine Heilung und Transformation dieser Wunden, um spürbare und deutliche Fortschritte zu machen. Allerdings ist es nicht immer einfach oder möglich, alte Wunden und Prägungen zu heilen oder zu transformieren. Manche Mechanismen, die entstanden sind, haben dich vor Verletzungen bewahrt und waren deshalb früher nützlich für dich. Unser Unterbewusstsein will diese (Schutz-)Mechanismen (und die damit verbundenen Erinnerungen und Traumata) deshalb nicht so einfach loslassen. Manche dieser Erfahrungen haben so tiefe emotionale Wunden hinterlassen, dass sie eventuell nur mit professioneller Unterstützung heilen können.

Wir können diese Wunden auch nicht gänzlich «loswerden»; sie sind Teil von uns und haben uns zu dem Menschen gemacht, der wir heute sind. Selbst, wenn wir sie heilen, werden Spuren davon immer in unserem Nervensystem spürbar bleiben. Aber wir können alte Wunden als Teil unserer Geschichte annehmen, den Sinn darin erkennen und Frieden damit finden. Dann haben sie ihren «Platz» in unserem Leben, sind verarbeitet und haben wenig Macht über uns.

Wie können Traumata zudem entstehen?

Wie anfangs erwähnt, sind uns viele Verletzungen und Wunden nicht bewusst, weil sie in der frühen Kindheit entstanden sind, an welche wir keine bewussten Erinnerungen haben. Es kann allerdings auch sein, dass wir unverarbeitete Themen von unseren Vorfahren übernommen haben. Du fragst dich nun bestimmt: *Wie bitte?*

Es gibt aus wissenschaftlicher Sicht Hinweise darauf, dass Traumata von Eltern oder Großeltern (oder noch früheren Generationen)

Veränderungen in den Genen verursachen können, die dann an die nächsten Generationen weitergegeben werden. **Die Vererbung von Traumata** über Generationen hinweg wird in der Epigenetik und der Psychologie gerade kontrovers diskutiert und intensiv erforscht. So sind noch einige Fragen offen, wie zum Beispiel wie stark und in welchem Ausmaß Traumata über Generationen hinweg vererbt werden können, und welche weiteren Faktoren die Vererbung beeinflussen. So können traumatische Erfahrungen einen Einfluss darauf haben, ob Gene aktiviert oder unterdrückt werden, oder sie können auch Veränderungen im Gehirn und im Nervensystem verursachen. Und auf der Verhaltensebene können Eltern, die traumatische Erfahrungen gemacht haben, bestimmte Reaktionsmuster oder Verhaltensweisen an ihre Kinder weitergeben, zum Beispiel durch direkte Interaktionen oder Erziehungsmuster.

Ähnlich können wir auch **unverarbeitete Traumata aus früheren Leben** in uns tragen. Diese Annahme basiert auf dem Glauben an die Reinkarnation, also die Vorstellung, dass die Seele nach dem Tod eines Körpers in einen neuen Körper wiedergeboren wird. Man nimmt an, dass emotionale und psychische Verletzungen, die wir in einem früheren Leben erlitten haben, weiterhin in unserer Seele respektive im Unterbewusstsein vorhanden sind und sich in Form von seelischen Schmerzen aller Art manifestieren können – ähnlich wie bei Themen, die wir «vererbt» bekommen. In diesem Abschnitt fokussieren wir uns allerdings auf Erlebnisse, die uns in diesem Leben und vor allem in der (frühen) Kindheit passiert sind, da diese einfacher greifbar und auch bearbeitbar sind.

Manchmal erleben wir als Kinder Dinge, die so schmerzhaft sind, dass wir sie tief in unserem Unterbewusstsein vergraben. Wir haben sie sozusagen abgespalten und weggeschlossen, weil ein Überleben uns nur dann möglich erschien, wenn wir den damit verbundenen Schmerz nicht (ständig) fühlen müssen. Diese abgespaltenen Emotionen und Schmerzen steuern uns jedoch noch heute aus dem Unterbewusstsein.

Wir mögen im Alltag sehr gut funktionieren, sogar ein von außen betrachtet «erfolgreiches» Leben führen. Wenn wir negative Emotionen abspalten und wegsperren, vermindern wir jedoch unsere Fähigkeit, positive Emotionen wie Freude, Glück, Neugier oder Liebe tiefgreifend zu empfinden, wie Demi Charf in ihrem Buch erklärt. Denn wenn wir Emotionen unterdrücken, dann das ganze Spektrum. Wir können nicht nur die negativen Emotionen ignorieren und die positiven zulassen, so funktioniert unsere Psyche nicht.

EPIGENETIK

Epigenetik ist ein Bereich der Genetik, der sich mit Veränderungen in der Genaktivität befasst, die nicht durch Änderungen in der DNA-Sequenz selbst verursacht werden. Das griechische Wort «epi» bedeutet «über» oder «darüber». Deshalb bezieht sich Epigenetik auf Veränderungen, die auf der DNA-Ebene «über» der eigentlichen DNA-Sequenz auftreten.

Durch den Versuch, bestimmte Emotionen nicht fühlen zu müssen, schränken wir unser gesamtes Spektrum an Emotionen ein, was unser ganzes Erleben und Empfinden dumpfer werden lässt.

Zudem schränken wir unsere Fähigkeit ein, auf Situationen flexibel zu reagieren, also zum Beispiel Konflikte in einer Beziehung zu lösen. Wir sind dann «starr» in unserem Handlungsrepertoire und haben Mühe, unsere Ideen und Vorstellungen in konkrete Handlungen umzusetzen. Wir sind dann auch nicht in der Lage, unsere Denk- und Handlungsweise anzupassen, was dazu führen kann, dass wir dieselben Muster und Auseinandersetzungen immer wieder abspulen.

Traumatische Erlebnisse trennen uns von uns selbst, von anderen Menschen und von unserer Lebendigkeit, wie Charf erklärt. Und immer dann, wenn wir in bestimmten Situationen an das Erlebte erinnert werden, kommen die gleichen Emotionen wie damals hoch – nur ist uns das nicht bewusst. Je mehr wir versuchen, diese zu unterdrücken oder wegzuschieben, desto drängender werden sie – bis sie sich eines Tages unerwartet Luft verschaffen und wir «explodieren».

Spätestens, wenn uns alte Emotionen überwältigen, wir zusammenbrechen oder die Beziehung an die Wand fahren, ist es Zeit, uns diesen Wunden und Emotionen zuzuwenden.

Mit zuwenden meine ich hinschauen, hochkommende Gefühle bewusst zulassen respektive durchfühlen und als Teil unserer Entstehungsgeschichte akzeptieren.

Dies ist der erste Schritt in Richtung Heilung und Integration unserer Wunden. Je nach Intensität und Tiefe der Emotionen respektive des Traumas brauchst du dafür vielleicht Unterstützung von außen – insbesondere bei Themen, die dich überfordern. Zu erkennen, wo deine eigenen Grenzen liegen, ist eine wertvolle Kompetenz. Es ist kein Zeichen von Schwäche, sondern von Stärke. Mehr zum Thema «Umgang mit Emotionen» findest du auch im nächsten Kapitel.

Heilung ist zwar erstrebenswert, aber keine Notwendigkeit, um achtsam mit dir selbst und mit deinem Partner umgehen zu können. Wichtig ist in erster Linie, diese Muster und Trigger zu identifizieren und deren Ursache zu erkennen. Wenn du also getriggert wirst, frage dich, *an wen oder was dich die aktuelle Situation erinnert?*

Findest du keine Antworten darauf, möchtest der Ursache für bestimmte Muster aber unbedingt auf den Grund gehen, kann auch in diesem Fall ein Psychologe, eine Psychotherapeutin oder ein Traumaspezialist helfen. Dies gilt insbesondere bei traumatischen Erlebnissen, die in der frühen Kindheit passiert sind. Oft haben wir keine bewussten Erinnerungen an diese Erlebnisse, aber dennoch das ungute Gefühl, dass diese sehr schlimm und prägend für uns waren. Mit Unterstützung kann es gelingen, diese zu verarbeiten und zu integrieren. Ganzheitliche Therapieformen wie etwa EMDR, NARM, WingWave oder Somatic Experiencing erweisen sich insbesondere bei Traumata als sehr hilfreich und effizient.

TRAUMA-THERAPIEFORMEN

Dies ist keine abschließende Liste – es gibt viele Therapieformen, die sich zur Behandlung von Traumata eignen. Welche Therapieform für jemanden geeignet ist, ist sehr individuell. Falls du auf der Suche nach der für dich passenden Therapieform bist, spüre in dich hinein, was dich anspricht. Wichtig bei allen Therapieformen ist, dass sie nur von qualifizierten, eigens dafür ausgebildeten Fachleuten angewendet werden. Die Fachleute müssen über die erforderlichen Kenntnisse und Erfahrungen verfügen, um eine sichere und wirksame Behandlung zu gewährleisten. Wenn du unsicher bist, frag' die Therapeutin oder den Therapeuten nach ihren oder seinen Aus- und Weiterbildungen.

EMDR und WingWave

Die Grundannahme von EMDR und WingWave ist, dass traumatische Erlebnisse im Gehirn nicht vollständig verarbeitet werden und sich daher in Form von belastenden Erinnerungen und Symptomen manifestieren können. Durch gezielte Stimulation beider Gehirnhälften, z. B. durch Augenbewegungen, fördert der Therapeut die Verarbeitung dieser traumatischen Erinnerungen im Gehirn. Auch andere bilaterale Stimulationstechniken wie Handklopfen oder Tonsignale werden dafür verwendet. Die emotionale Belastung nimmt dadurch merklich ab. EMDR hat sich unter anderen bei posttraumatischen Belastungsstörungen (PTBS) als wirksam erwiesen, oder bei Angststörungen oder Depressionen. WingWave eignet sich zur Auflösung von emotionalen Blockaden und Stressoren aller Art, wie z. B. Ängsten und Leistungsblockaden.

NARM

NARM steht für Neuro Affective Relational Model und ist eine Therapieform zur Behandlung von komplexen Traumata und Entwicklungsverletzungen. Sie konzentriert sich auf die Beziehung zwischen Körper, Emotionen und den zwischenmenschlichen Beziehungen. Sie fördert die Fähigkeit zur Selbstregulierung und stärkt die Verbindung zwischen Körperempfindungen, Emotionen und interpersonalen Beziehungen. NARM verwendet dafür verschiedene therapeutische Ansätze aus körperorientierter Therapie, Entwicklungspsychologie und systemischer Therapie. NARM eignet sich unter anderem zur Behandlung von komplexen Traumafolgestörungen, die über einen längeren Zeitraum erfolgten, oder Entwicklungstrauma mit Bindungsstörungen oder fehlender elterlicher Fürsorge.

Somatic Experiencing

Dies ist eine Therapieform, die sich auf die Behandlung von Traumata und Trauma bezogenen Störungen konzentriert. Sie basiert auf der Annahme, dass traumatische Ereignisse im Körper gespeichert werden und sich als körperliche Sensationen und Symptome manifestieren können. Das Ziel ist es, diese im Körper gespeicherten Traumata zu lösen und die natürlichen Regulationsmechanismen des Körpers zu aktivieren, um die

Folgen des Traumas zu überwinden. Dazu gehören die Aufmerksamkeit auf körperliche Empfindungen, das Einbeziehen von Bewegung und körperlicher Ausdruck, die Förderung von Ressourcen und Stabilisierungstechniken. Somatic Experiencing kann bei einer Vielzahl von traumatischen Erfahrungen hilfreich sein, z. B. bei Unfällen, Missbrauch, Gewalt, Naturkatastrophen oder anderen belastenden Ereignissen.

Meist sind die Verarbeitung und Integration von traumatischen Erlebnissen ein langsamer Prozess, denn solche Erlebnisse sind tief in unserem Nervensystem und in unseren Körperzellen abgespeichert. Deshalb läuft sozusagen ein «automatisches» Programm ab, wenn wir getriggert werden – und deshalb ist es auch so schwierig, unsere Reaktionsmuster zu ändern.

Wenn wir uns bedroht fühlen – was passieren kann, wenn wir uns von unserem Partner kritisiert, abgelehnt oder angegriffen fühlen – dann signalisiert unser limbisches System im Gehirn Gefahr und schaltet in den Flucht- Kampf- oder Totstellmodus. Das bedeutet, wenn wir uns einer Bedrohung gegenübersehen (ob es objektiv betrachtet eine Gefahr gibt ist irrelevant), haben wir drei Möglichkeiten: Wir können die Flucht ergreifen, wir können die (vermeintliche) Gefahr bekämpfen oder wir können uns tot stellen und hoffen, dass wir verschont bleiben. Bei einer vermeintlichen «Bedrohung» durch meinen Partner kann sich dies so zeigen, dass ich dann entweder schnippisch oder sogar aggressiv auf ihn reagiere, davonlaufe, oder dass ich vor Schreck erstarre und nicht mehr auf ihn reagiere.

Wenn unser limbisches System übernimmt, können wir nicht mehr klar denken und «es tut einfach» mit uns.

Dieser Mechanismus kann in solchen Momenten dazu führen, dass wir unsere Emotionen ungefiltert an unserem Partner ablassen, was wir danach oft bereuen. *Kennst du solche Situationen?*

Nimm' dir einen Moment Zeit und überlege dir, in welchen Situationen es dir so ergeht und du wie «fremdgesteuert» handelst. *Was passiert da genau – im Außen wie in deinem Innern?* Um Licht ins Dunkel der Emotionen, Prägungen und Verletzungen zu bringen beziehungsweise die Ursachen dafür zu erkennen, kann dir auch die nächste Übung helfen.

ÜBUNG 5 – DEINE LEBENSGESCHICHTE

Die folgende Übung soll dir dabei helfen, den Ursprung deiner Muster, Prägungen und Wunden zu erkennen. Dafür brauchst du etwas Zeit und Ruhe.

Schritt 1

Nimm ein Blatt Papier, möglichst A3, und lege es quer vor dich hin. Zeichne in der Mitte des Papiers eine horizontale Linie. Ganz links auf dem Strich ist das Alter 0, ganz rechts dein aktuelles Alter. Zeichne nun auf dem Strich Ereignisse und Menschen in chronologischer Reihenfolge ein, die dich im Laufe deines Lebens in irgendeiner Form geprägt haben, positiv oder negativ.

Schritt 2

Notiere dir über dem Strich, welche (positiven) Werte, Eigenschaften und Stärken du aus diesen Erfahrungen gewonnen und/oder von den betreffenden Menschen übernommen hast. Notiere dir unter dem Strich, welche negativen Muster, Prägungen, Glaubenssätze und Traumata du aus den Erfahrungen mitgenommen hast.

Schritt 3

Stelle dir folgende Fragen:

- Welche dieser (positiven) Werte, (negativen) Prägungen und Muster haben einen Einfluss auf deine aktuelle Beziehung, positiv oder negativ?

- Welche Werte, Muster und Glaubenssätze möchtest du behalten, welche ersetzen - und womit?

- Welche Ereignisse würdest du als traumatisch beschreiben respektive hast du so in Erinnerung?

- Wie beeinflussen diese Erfahrungen und Situationen deine heutige Beziehung?

- Tausche dich darüber allenfalls mit deinem Partner aus.

Am Ende von Kapitel 2.3 findest du eine Übung, mit der du traumatische Erlebnisse in Heilung bringen kannst.

Zusammengefasst:

- Muster, Trigger und Trauma entstehen meistens in der (frühen) Kindheit. Sie haben einen Einfluss auf unsere Verhaltensweisen und unsere Beziehungen.

- In stressigen Situationen oder bei Meinungsverschiedenheiten in der Partnerschaft werden wir häufig «getriggert» und unbewusst an frühere schwierige Situationen erinnert.

- Muster und Prägungen sind in unseren Körperzellen gespeichert. Diese zu erkennen ist unsere (Lebens-)Aufgabe und der erste Schritt zur Heilung.

- Heilung bedeutet in erster Linie erkennen, annehmen und in unsere Lebensgeschichte integrieren.

- Auch wenn Heilung der Traumata nicht immer (oder schnell) möglich ist, ist es für einen selbst und für die Beziehung hilfreich, diese zu erkennen.

- Zur Behandlung von Traumata eignen sich ganzheitliche Therapieformen wie EMDR, WingWave, NARM oder Somatic Experiencing.

2.2 Negative Glaubenssätze auflösen

Die prägenden Erfahrungen aus unserer Kindheit haben Spuren in unserem Zellgedächtnis hinterlassen, wie wir im vorherigen Kapitel erfahren haben. Wir haben daraus ganz konkrete Gedanken und Glaubenssätze entwickelt und verinnerlicht, die in bestimmten Situationen immer wieder hochkommen und uns einschränken oder sogar blockieren. Ich selbst habe zum Beispiel den Glaubenssatz verinnerlicht, dass *Geld knapp ist und man hart dafür arbeiten muss,* weil meine Eltern nicht viel Geld hatten. Meine Mutter war Haushälterin und mein Vater Monteur – beide mussten viel arbeiten, hatten aber am Ende kaum genug Geld für den Lebensunterhalt. Immer mal wieder gab es am Ende des Monats nur Ravioli aus der Dose zum Mittagessen. Obwohl Ravioli ganz ok für mich waren, habe ich abgespeichert, dass dies das «Arme-Leute-Essen» ist. So habe ich unbewusst den Glaubenssatz verinnerlicht, dass Geld eben knapp ist und nicht auf den Bäumen wächst. Dieser Glaubenssatz wirkt teilweise auch heute noch so stark in mir, dass ich mich in vielerlei Hinsicht limitiere. Zum Beispiel ist mir bis vor einiger Zeit nie der Gedanke gekommen, dass man Geld auch anders als durch harte Arbeit verdienen könnte. Und dass man sein Leben von Grund auf anders gestalten könnte, als täglich zur Arbeit zu gehen. Unbewusst erwarte ich zudem von meinem Partner, dass er mich beim Geldverdienen unterstützt, weil ich das alleine nicht gut hinbekomme.

Unsere Gedanken und Glaubenssätze sind viel mächtiger, als wir uns bewusst sind – auch in unserer Partnerschaft.

Jede Handlung, jede Kreation, alles im Universum fängt mit einem Gedanken an.

Ohne Gedanken entstünden keine Häuser, gäbe es keine Ernte und keine Beziehungen, so sagt es das universelle Gesetz der Geistigkeit. Außerdem lösen Gedanken Emotionen aus, die noch eine viel stärkere Wirkkraft haben als Gedanken. Wir manifestieren in unserem Leben das, was wir denken und fühlen, denn unsere Gedanken und Emotionen steuern unsere Handlungen.

Nach dem universellen Gesetz der Anziehung ziehen wir zudem das ins Leben, was wir aussenden. Wenn wir zum Beispiel schlecht über uns selbst denken oder uns selbst schlecht behandeln, bekommen wir genau das zurück, und unser Partner wird uns nicht so behandeln, wie wir uns das wünschen. Es ist deshalb umso wichtiger, sich seiner negativen Glaubenssätze und Gedanken bewusst zu sein und diese in positive zu verwandeln.

DIE UNIVERSELLEN GESETZE

Das universelle Gesetz der Geistigkeit
Dieses Gesetz besagt, dass alles im Universum Bewusstsein ist. Alles um dich herum ist zuerst ein feinstofflicher Gedanke, bevor es sich in grobstofflicher Form manifestiert. Demnach erschafft jeder Gedanke deine Realität.

Das universelle Gesetz der Anziehung
Gemäß diesem Gesetz zieht Gleiches immer Gleiches an: So wie innen, so

außen; So wie außen, so innen. Was du (an Gedanken oder Handlungen) aussendest, kommt wieder zu dir zurück. Dein Innenleben spiegelt sich in deinen äußeren Erfahrungen wider und diese wiederum verstärken deine Überzeugungen.

Rita war lange Zeit der Überzeugung, dass sie nicht liebenswert sei und sich eh kein Mann für sie interessieren würde. Ihr Liebesleben ließ zu wünschen übrig, sie lernte nie jemanden kennen, der eine Beziehung mit ihr eingehen wollte. Sie fühlte sich zeitenweise sehr unglücklich und einsam. Ihre Gedanken kreisten ständig um ihr fehlendes Liebesglück. Eine gute Freundin hat ihr dann zum Geburtstag ein Buch über die Macht der Gedanken und Affirmationen geschenkt. Ihre anfängliche Skepsis gegenüber dem Buch und dessen Inhalt wich nach und nach der Einsicht, dass sie durchaus die Macht hatte, ihr Leben zu verändern. Rita begann deshalb, sich mit sich und ihren Glaubenssätzen zu befassen. Sie übte positive Affirmationen über sich selbst und fing Schritt für Schritt an zu fühlen, was sie sich anfangs nur «einredete». Mit zunehmender Selbstliebe veränderte sich auch ihr Liebesleben. Heute führt sie eine glückliche Beziehung mit Andrin.

Bevor wir aber eine neue Realität manifestieren können, müssen wir unsere negativen oder blockierenden Gedanken und Glaubenssätze identifizieren. *Wahrscheinlich fragst du dich an dieser Stelle, wie das gehen soll?* Dies erfordert in erster Linie Selbstreflexion und Achtsamkeit über die eigenen Gedanken, Muster und Verhaltensweisen. **Folgende Schritte können dir helfen, blockierende Glaubenssätze zu identifizieren:**

- **Achte auf deine Gedanken und Überzeugungen**, die in bestimmten Situationen aufkommen und sich schwer anfühlen und einen negativen Einfluss auf dein Selbstwertgefühl, deine Fähigkeiten oder deine Lebensqualität haben. Das können Selbstkritik, Selbstzweifel oder negative Bewertungen sein.

- **Achte auf wiederkehrende Themen oder Verhaltensmuster**, die sich einschränkend auf dein Leben auswirken. Oft steckt ein negativer Glaubenssatz dahinter, der deine Handlungen und Entscheidungen beeinflusst.

- **Beobachte deine emotionale Reaktion** auf bestimmte Situationen oder Menschen. Wenn du dich zum Beispiel ängstlich, ärgerlich, unsicher oder unwohl fühlst, kann dies darauf hindeuten, dass ein blockierender Glaubenssatz darunterliegt.

Erforsche deine Vergangenheit, z. B. mit Hilfe der Übung 5, und überlege, welche Erfahrungen und Menschen zu bestimmten Überzeugungen geführt haben könnten. Gerade traumatische Erfahrungen haben oft zur Folge, dass wir negative Glaubenssätze über uns selbst verinnerlichen.

In einem zweiten Schritt kannst du versuchen, die negativen Glaubenssätze durch positive zu ersetzen. Nimm dazu ruhig Stift und Papier zur Hand: das geschriebene Wort hat noch mehr Gewicht als das gedachte oder das gesprochene Wort. Oft glaubt unser Unterbewusstsein erst etwas, wenn wir es «Schwarz auf Weiß» vor uns sehen.

Wenn du möchtest, dass sich etwas in deinem Leben ändert, musst du daran glauben, dass es sich ändern kann.

Dein Unterbewusstsein muss felsenfest davon überzeugt sein, dass du dein Leben ändern kannst. Wenn du zwar an der Oberfläche das Eine denkst, unbewusst aber etwas ganz Anderes glaubst, wird sich in deinem Leben nichts ändern. Das gilt insbesondere, wenn du unbewusst glaubst, dass du es nicht Wert bist, Positives in deinem Leben oder deiner Beziehung zu erfahren. Wenn dem so ist, darfst du diesen Glaubenssatz zuallererst über Bord werfen.

In einem dritten Schritt geht es darum, dir vorzustellen, wie dein Leben sich anfühlen würde, wenn der blockierende Glaubenssatz aufgelöst wäre. *Was würdest du dir stattdessen wünschen? Wie würde sich deine Beziehung gestalten und anfühlen? Soll dir dein Partner zum Beispiel mehr Aufmerksamkeit schenken oder wünschst du dir etwa mehr Zärtlichkeit oder mehr gemeinsame Zeit?* Stelle dir bildlich vor und fühle, wie es ist, wenn du alles, was du dir wünschst, bekommst. Tauche ein in die Bilder und lasse die Gefühle und Emotionen hochkommen, die damit verbunden sind.

Wenn da negative Gedanken sind, die deine Vorstellungskraft beeinträchtigen oder dich daran zweifeln lassen – ignoriere sie oder verwandle sie in positive, wie oben beschrieben. Diese kritischen Stimmen kommen gern dann auf, wenn wir noch Zweifel an der Realisierbarkeit eines Wunsches oder an unserem Wert, diesen erfüllt zu bekommen, hegen. Oder sie stehen im Zusammenhang mit unseren wunden Punkten und Triggern.

Je öfters du in deine Vorstellungen und die damit verbundenen (positiven) Emotionen eintauchst, und je weniger Zweifel du an deiner Vision hast, desto schneller wird sich in deinem Leben oder deiner Beziehung etwas ändern. Und zwar ohne, dass du mit irgendjemandem darüber gesprochen hast, einfach durch die Kraft deiner Gedanken.

Die meisten Menschen warten darauf, dass sich etwas in ihrem Leben zeigt, bevor sie voller Freude und Zuversicht sind. Aber das Universum liefert dir eben genau das, was du denkst und fühlst: Unsere Gedanken und Glaubenssätze, unsere Worte und unsere Handlungen beeinflussen uns und unsere Beziehung oft in einer Art und Weise, die wir gar nicht beabsichtigen oder die sogar Schaden anrichtet.

Folgendes Sprichwort aus dem jüdischen Talmud verdeutlicht das Gesetz der Anziehung sehr schön:

Achte auf Deine Gedanken, denn sie werden zu deinen Worten.
Achte auf Deine Worte, denn sie werden zu deinen Handlungen.
Achte auf Deine Handlungen, denn sie werden zu deinen Gewohnheiten.
Achte auf Deine Gewohnheiten, denn sie werden zu deinem Charakter.
Achte auf Deinen Charakter, denn er wird zu deinem Schicksal.

Es ist also essenziell, unsere eigenen Gedanken zu beobachten und zu identifizieren und blockierende Glaubenssätze zu transformieren. Die folgende Übung kann dir ebenfalls helfen.

ÜBUNG 6 – NEGATIVE GEDANKEN UND GLAUBENSSÄTZE TRANSFORMIEREN

Für diese Übung brauchst du etwas Zeit und etwas zum Schreiben und Papier oder auch Karten o. ä., was du gerade zur Hand hast.

Schritt 1
Stelle dir die folgenden Fragen, um negativen Gedanken und Glaubenssätzen auf die Spur zu kommen:

- Wie gut vertraue ich meinen eigenen Fähigkeiten und Fertigkeiten?

- Wie gut kann ich meine eigenen Ideen und Vorhaben umsetzen?

- Wie erfolgreich bin ich – beruflich, finanziell etc.?

- Wie stehe ich zu meinem Körper?

- Wie intelligent, attraktiv, beliebt und liebenswert finde ich mich selbst?

- Was denke ich generell über mich selbst?

Schreibe alle negativen oder blockierenden Gedanken über dich selbst auf, die dir spontan in den Sinn kommen. Wenn du Karten verwendest, dann einen Glaubenssatz pro Karte.

Schritt 2

Für diesen Schritt machen wir uns die Methode «The Work» von Katie Byron in angepasster Form zu Nutze. Stelle dir die folgenden Fragen:

- Ist dieser Gedanke wirklich wahr?

- Kannst du mit absoluter Sicherheit sagen, dass dieser Gedanke wahr ist?

- Was wärst du ohne diesen Gedanken?

- Wie würde sich deine Beziehung oder dein Leben anfühlen ohne diesen Gedanken?

- Wie kannst du diesen Gedanken ins Positive kehren? Schreibe diesen neuen positiven Gedanken (oder Glaubenssatz) auf ein separates Blatt respektive auf separate Moderationskarten.

Schritt 3

Um die neuen positiven Gedanken (oder Glaubenssätze) zu verinnerlichen, müssen wir deren Wirkung fühlen. Nimm deshalb jeden Gedanken, schließe deine Augen und sage diesen innerlich zu dir selbst. Beobachte deine Reaktion darauf: *Sind da kritische Stimmen, die behaupten, die Sätze würden nicht stimmen?* Wenn ja, nimm' sie wahr, aber antworte ihnen nicht. Beobachte auch deine körperliche Reaktion auf die

Gedanken: *Ist da irgendwo Druck oder fühlen sich die Gedanken gut an? Was stimmig ist, fühlt sich körperlich leicht an – was falsch ist, fühlt sich schwer an (wie bereits im vorherigen Kapitel beschrieben). Vielleicht musst du einzelne Sätze leicht anpassen?*

Wiederhole diese Übung mit jedem Gedanken, bis sich jeder leicht und stimmig anfühlt, du ein deutliches inneres Ja bekommst und deine inneren Kritiker verstummt sind. Du kannst die Gedanken auch gerne irgendwo gut sichtbar aufhängen; Übung macht auch hier den Meister. Falls das nicht auf Anhieb klappt: nicht verzagen. Übe dich in Mitgefühl mit dir selbst. Gewisse negative Gedanken sitzen tief.

Schritt 4
Um deine neuen Überzeugungen zu festigen, kann sich ein Transformations- oder Reinigungsritual verstärkend auswirken. Du kannst die negativen Glaubenssätze zum Beispiel in einem Feuer im Wald verbrennen. Wichtig ist dabei, dass du jeden Glaubenssatz bewusst dem Feuer übergibst.

Zusammengefasst:

- Alles auf der Welt ist eine Form von Energie – auch unsere Gedanken. Durch unsere Gedanken erschaffen wir die Welt.

- Gedanken und Glaubenssätze sind mächtig und können eine Beziehung negativ beeinflussen, weil unser Partner uns das widerspiegelt, was wir selbst denken und glauben.

- Transformiere deine negativen Glaubenssätze und visualisiere deine Wunschbeziehung, indem du deine Gedanken und Emotionen positiv ausrichtest.

- Formuliere deine positiven Affirmationen, auch wenn du noch nicht daran glauben kannst. Mit der Zeit werden sie ein Teil von dir.

- Warte nicht darauf, dass dein Leben erfüllt ist, um positive Gedanken zu haben und Emotionen zu fühlen. Das Universum reagiert auf deine aktuelle Situation.

2.3 Dein Bindungsverhalten verstehen

«Du und ich – wir sind eins. Ich kann dir nicht wehtun, ohne mich zu verletzen.»

Mahatma Gandhi

Wie wir bereits erörtert haben, sind Erfahrungen und Menschen aus der Kindheit sehr prägend; unbewusste Muster und Glaubenssätze über uns und die Welt graben sich in unser Unterbewusstsein und in unser Nervensystem ein, und beeinflussen unser Wohlbefinden sowie unsere Beziehungen maßgebend. Sie prägen noch etwas ganz entscheidend: unser Bindungsverhalten als Erwachsene.

Als Kinder sind wir von unseren engsten Bezugspersonen abhängig und darauf angewiesen, dass sie unsere Grundbedürfnisse nach Nahrung, Wärme, Sicherheit und Körperkontakt zuverlässig befriedigen. Instinktiv wissen wir, dass wir schutzlos sind und unser Überleben von unseren engsten Bezugspersonen abhängig ist. Je nachdem, wie gut und zuverlässig sie unsere Bedürfnisse befriedigen, entwickeln wir ein anderes Bindungsverhalten. Der Psychoanalytiker John Bowlby hat dies bereits in den 50er-Jahren des letzten Jahrhunderts in seiner Bindungstheorie beschrieben. Die Psychologin Mary D. Ainsworth hat diese Theorie in Experimenten mit Müttern und deren Kindern getestet, indem sie das Verhalten der Kinder beobachtete, wenn die Mütter einen Raum verließen. Dabei hatte sie unterschiedliche Verhaltensweisen bei den Kindern festgestellt: Je abweisender die Eltern waren, desto mehr suchten Kinder zum Beispiel deren Nähe und Anerkennung – und das mitunter bis ins hohe Alter.

Wir tun alles, um die Bindung zur wichtigsten Bezugsperson aufrechtzuerhalten, auch auf Kosten unserer eigenen Bedürfnisse und sogar unserer eigenen (seelischen) Gesundheit.

Sicheres Bindungsverhalten entsteht, wenn die engsten Bezugspersonen den Kindern gegenüber verlässlich, einschätzbar und zugewandt sind und sich die Kinder von ihnen gesehen und wahrgenommen fühlen, wie Bowlby erklärt. Was nicht bedeutet, dass diese Kinder nicht auch Enttäuschungen oder sogar mal Verletzungen erleben. Eltern können die Bedürfnisse der Kinder nicht immer und unablässig befriedigen, sie haben eigene Bedürfnisse. Allerdings bemühen sich die Eltern von sicher gebundenen Kindern um eine Wiedergutmachung oder Reparatur des Schadens, indem sie sich bei ihren Kindern zum Beispiel entschuldigen, wenn sie sich selbst falsch verhalten haben. Oder indem sie ihrem Kind am Abend bewusst Zeit und Aufmerksamkeit schenken, wenn sie tagsüber nicht für das Kind da sein konnten. Die Kinder lernen dadurch, dass Konflikte und Bindungsunterbrechungen gar nicht so schlimm sind, sondern im Gegenteil zu einer noch tieferen Bindung führen, da Konflikte gelöst und Verletzungen geheilt werden. Als Erwachsene haben sicher gebundene Kinder das Gefühl, um ihrer selbst geliebt worden zu sein und sie fühlen sich gesehen und unterstützt. Die Eltern von sicher gebundenen Kindern haben ihren Kindern einen klaren Rahmen und authentische Grenzen aufgezeigt, die den Kindern Sicherheit, Akzeptanz und Geborgenheit vermittelten. Und sie waren für ihre Kinder emotional zugänglich und haben (oft) feinfühlig auf die Anliegen ihrer Kinder reagiert.

Besonders prägend für das Bindungsverhalten sind laut Bowlby die ersten sechs Lebensjahre: Liebloses, unzuverlässiges oder sogar traumatisierendes Verhalten der Eltern speichern wir in Form von impliziten, nicht bewussten Erinnerungen in unserem Nervensystem ab. Diese frühen Bindungserfahrungen legen also den Grundstein dafür, welche Erwartungen wir an unseren Partner haben, wie wir unsere Beziehung gestalten und wieviel Nähe und Distanz wir suchen. Es führt laut Bowlby und Ainsworth dazu, dass wir gewisse Bindungsmuster in unseren Beziehungen als Erwachsene wiederholen, was zu den immer gleichen Schwierigkeiten und Konflikten führen kann. Denn nicht nur als Kinder sind wir auf andere Menschen angewiesen, sondern bis zu einem gewissen Grad, auch als Erwachsene. Menschen sind soziale Wesen und suchen zu einem oder mehreren Menschen enge emotionale Bindungen, nicht zuletzt in der Form von Liebesbeziehungen. Diese ähneln der Eltern-Kind-Bindung in starker Weise: Nicht nur in der Eltern-Kind-Beziehung hängt die Qualität der Beziehung von der Akzeptanz, emotionalen Verfügbarkeit und Feinfühligkeit der Bezugsperson ab, sondern auch in einer romantischen Beziehung.

Menschen mit stabilen Bindungen sind emotional, körperlich und mental gesünder und leben im Durchschnitt länger. Studien legen sogar nahe, dass emotionale Isolation ein größeres Gesundheitsrisiko darstellt als Rauchen oder Bluthochdruck. Genauso gesundheitsgefährdend sind negative Bindungen, die uns nicht guttun: Stress in einer Beziehung beeinträchtigt unser Immunsystem, unseren Hormonhaushalt und sogar unsere Selbstheilungskräfte. Daher lohnt es sich, an sich selbst und an seiner Beziehung zu arbeiten.

die Partnerschaft und sind grundsätzlich glücklich und zufrieden. Sicher gebundene Menschen können sich und ihre Ängste sehr gut regulieren und gut mit Stress umgehen. Entsprechend haben sie keine Angst vor Konflikten, weil sie wissen, dass diese bewältigbar sind.

Der unsicher-vermeidende Bindungsstil

Schätzungsweise 20 % der Menschen gehören in diese Kategorie. Diese Menschen haben die Tendenz, ihre Gefühle zu verbergen. Tiefere soziale Beziehungen vermeiden sie eher, denn sie fühlen sich unwohl, wenn sie Nähe teilen. Ihre Unabhängigkeit ist ihnen wichtig, und sie haben oft Mühe, anderen zu vertrauen. Sie haben zwar ein positives Bild von sich selbst, dennoch aber kein starkes Selbstwertgefühl. Sie sind allgemein eher misstrauisch, wirken eher abweisend und glauben, Ereignisse nicht so sehr beeinflussen zu können. Sie haben wenig Vertrauen in den Partner und weisen eine hohe Trennungsrate auf. Sie haben auch die Tendenz, die Bedeutung von Beziehung herunterzuspielen oder sogar zu verneinen. Sie haben ein großes Bedürfnis nach Autonomie, fragen selten um Unterstützung und bekunden Mühe, sich verletzlich zu zeigen, was zu emotionaler Distanz zum Partner führen kann. Sie sind tendenziell eher rational und analytisch denkende Menschen, verlassen sich nicht gerne auf andere und vermeiden Nähe aus Angst, entweder vereinnahmt oder verletzt zu werden. Auf der einen Seite sehnen sie sich nach Nähe, auf der anderen Seite aber brauchen sie Abstand und senden damit zweideutige Signale aus. Gefühle zu zeigen fällt ihnen schwer, zumal sie oft gar keinen Zugang zu ihren Gefühlen oder ihrem Körper haben. Wenn sie sich dazu gedrängt fühlen, über ihre Gefühle oder die Beziehung zu reden, haben sie die Tendenz, sich zurückzuziehen. Viele Menschen mit diesem Bindungsstil sind in einem emotional eher «kalten» Elternhaus aufgewachsen, in dem ihr Innenleben und ihr Erleben von keinem großen Interesse war. Entsprechend haben diese Kinder nicht gelernt, sich und Ihre Gefühle zu beobachten, wahrzunehmen und zu reflektieren. Auf der positiven Seite bieten solche Partner viel Freiräume, können sehr loyal sein und Gespräche ohne große Emotionen führen.

Der unsicher-ambivalente (ängstliche) Bindungsstil
Rund 20 % der Menschen gehören in diese Kategorie. Diese Menschen sind oft sehr ängstlich und nervös. Menschen mit diesem Bindungsstil fürchten sich vor Zurückweisung und gehen oft davon aus, dass sie nicht liebenswert sind, was sie anhänglich erscheinen lassen kann. Sie haben eine geringe Selbstachtung, während sie ihre Umwelt als positiv bewerten. Entsprechend ist auch ihr Selbstwertgefühl und ihr Vertrauen in ihre Selbstwirksamkeit gering. Sie neigen auch dazu, andere Menschen zu idealisieren. Häufig zeigen sie auch ein eifersüchtiges und besitzergreifendes Beziehungsverhalten oder verlieben sich häufig.

Sie gehen davon aus, dass ihr Bedürfnis nach tiefer Verbundenheit nie befriedigt wird. Diese drängenden Bedürfnisse können auf den Partner jedoch abschreckend wirken, sodass sich dieser nicht selten zurückzieht. Sobald ein Mensch im Raum ist, springt das Bindungssystem an und die Aufmerksamkeit liegt beim anderen Menschen, sodass sie sich selbst fast nicht mehr spüren. Jeden inneren Rückzug des Partners erleben sie als extrem bedrohlich und reagieren unter anderem mit Anspannung, wenn jemand die Distanz vergrössert. Sie bemühen sich deshalb, sehr stark zu gefallen und anziehend zu sein und können selbstsicher wirken. Bei genauer Betrachtung geht es aber immer um die Frage «Wie muss ich sein, damit du mich liebst?»

Diese Menschen können deshalb sehr freundlich, aufmerksam und großzügig sein, denn sie konzentrieren sich mehr auf die Bedürfnisse anderer als auf ihre eigenen. Diese Menschen können ihre Gefühle und Emotionen in der Regel zwar gut fühlen, jedoch nicht so gut regulieren und inszenieren nicht selten Dramen, vor allem dann, wenn sie die unabhängigen Handlungen ihres Partners als negativ interpretieren, was Eifersucht hervorrufen kann. Sie sehnen sich stark nach Sicherheit. Werden sie zurückgewiesen, strengen sie sich noch mehr an, denn sie haben die Erfahrung verinnerlicht, dass man sich Liebe verdienen müsse.

Der unsicher-desorganisierte Bindungsstil

Der unsicher desorganisierte Bindungstyp hat in der Kindheit mit hoher Wahrscheinlichkeit traumatische Erfahrungen gemacht und erlebt die Bezugsperson als Auslöser von Angst statt von Sicherheit. Schätzungsweise 10 % der Menschen gehören in diese Bindungskategorie. Diese Menschen konnten in der Kindheit deshalb keine einheitliche Bindungsstrategie entwickeln und haben den Glaubenssatz verinnerlicht, dass die Welt ein bedrohlicher Ort ist, inklusive der engsten Bezugspersonen. Diese Menschen leiden manchmal unter schweren psychischen Problemen. Beziehungen mit solchen Menschen sind häufig geprägt von einer Achterbahn der Gefühle und heftigen Emotionen, welche die Beziehung belasten. Sie stehen ihrem Partner ambivalent gegenüber: einerseits suchen sie dessen Nähe, andererseits bekämpfen sie den vermeintlichen «Feind». Partner von Menschen mit einem desorganisierten Bindungsstil verzweifeln oft an ihnen, weil ihre Reaktionen nicht einschätzbar sind: Was heute in Ordnung ist, ist morgen ein Drama, und verletzende Situationen sind die Folge. Sie signalisieren ihrem Partner oft zweideutige Botschaften: «komm her – geh weg!» Sobald Nähe entsteht, fühlen diese Menschen die Angst von früher. Diese Menschen schaffen es häufig nur durch therapeutische Begleitung, eine annähernd sichere Bindung zu anderen Menschen aufzubauen.

Erika ist bei ihrer Mutter aufgewachsen, die an Alkoholsucht litt und für ihre Tochter nicht zuverlässig da war. An nüchternen Tagen war sie ihrer Tochter zugewandt und liebevoll. Aber wenn sie betrunken war, konnte sie aggressiv und abweisend werden oder schlicht die Bedürfnisse ihrer Tochter ignorieren. Es gab immer wieder Situationen, in denen Erika sich selbst überlassen war, schon in einem frühen Alter.

Erika hat so verinnerlicht, dass die engsten Bezugspersonen nicht zuverlässig für sie da sind und sogar gefährlich werden können (unsicher-desorganisierter Bindungsstil). In ihrer Beziehung zu Robert zeigt sich dieses Muster immer wieder, wenn sie einerseits seine Nähe sucht, ihn dann aber wieder ablehnt und auf Distanz geht, wenn Konflikte entstehen. Robert ist über dieses Verhalten irritiert, da er es nicht nachzollziehen kann. Er selbst hatte eine normale, behütete Kindheit (sicherer Bindungsstil). Er zweifelt durch Erikas Verhalten immer mehr an der Beziehung, was er ihr auch mitteilt – was diese wiederum in ihrem Glauben bestärkt, dass ihre engsten Bezugspersonen nicht zuverlässig für sie da sind. Erst als Erika anfängt, ihre Kindheitsgeschichte aufzuarbeiten, beginnt sie ihre Verhaltensmuster zu erkennen und Schritt für Schritt zu ändern. Sie lernt, Robert zu vertrauen und erlebt, dass er zuverlässig für sie da ist, wenn sie ihn braucht.

Erlebnisse und Menschen in unserem Leben haben nicht nur auf unsere Gefühlswelt oder einzelne Situationen einen Einfluss, sondern prägen unseren Bindungsstil bis ins Erwachsenenalter entscheidend.

Wenn du erkennst, welche Dynamiken in deiner Partnerschaft wirken, kannst du dein Erleben und die Qualität deiner Beziehung entscheidend verbessern.

Es dauert etwa vier Jahre, bis ein unsicher gebundener Mensch, der mit einem sicher gebundenen Menschen eine Beziehung führt, sein Bindungsmuster in ein sicheres wandelt. Sei deshalb geduldig mit dir – es braucht viel Zeit und Geduld, um ungewünschte Muster zu verändern, die in unserem Nervensystem gespeichert sind. Mitgefühl dir selbst gegenüber und Selbstliebe sind auch bei diesem Thema der Schlüssel zum

Erfolg. In einem ersten Schritt darfst du erkennen, was dein Bindungsstil ist und wie du in schwierigen Situationen auf deinen Partner reagierst:

- In welchen Situationen suchst du die Nähe und Unterstützung deines Partners?

- In welchen Situationen distanzierst du dich?

- Hast du Vertrauen in deinen Partner, dass er für dich da ist, wenn du ihn oder sie brauchst?

- Wie verhältst du dich deinem Partner gegenüber in Konfliktsituationen? Hast du Vertrauen, dass ihr den Konflikt gemeinsam lösen könnt?

- Was für ein Verhältnis hast du zu deinen Eltern? Waren sie zuverlässig für dich da?

- Welchem der vier Bindungsstile ordnest du dich selbst zu? Was für einen Einfluss hat das auf eure Beziehung?

- Welchen Bindungsstil vermutest du bei deiner Partnerin? Wie beeinflusst das eure Beziehungsdynamik?

Die Antworten auf diese Fragen können dir helfen zu erkennen, was für eine Bindungsdynamik zwischen dir und deinem Partner wirkt, und welcher Anteil davon seinen Ursprung in eurer Kindheit hat. Tausche dich darüber mit deinem Partner aus, welche Verhaltensweisen, z. B. in Konfliktsituationen, du bei dir selbst und beim anderen erkennst und wie diese Verhaltensweisen eure Beziehung und eure Gefühlswelt beeinflussen. Überlegt euch gemeinsam, was ihr beibehalten und was ihr ändern möchtet.

Vergegenwärtige dir auch immer wieder bewusst, dass dein Partner nicht deine Mutter oder dein Vater ist, und dass du als Erwachsener nicht mehr hilflos bist. Du stehst auf eigenen Füßen und bist nicht mehr auf die Fürsorge anderer angewiesen. Nimm' die Momente deshalb bewusst wahr in denen dein Partner dir zugewandt ist, für dich da ist oder etwas für dich tut und dadurch eure Bindung stärkt. Teile ihm das auch mit, wenn dir solche Gesten auffallen. Das wird dein Vertrauen in die Beziehung zusätzlich verstärken. Mit der Zeit wirst du so deine Unsicherheit oder Ängstlichkeit in Bezug auf deinen Partner ablegen können. Habe Geduld mit dir, falls dir das nicht immer gelingt – wie gesagt, dauert es Jahre, unsichere Bindungsmuster zu verändern. Die unten aufgeführte Übung wird dir helfen, die Wunden aus deiner Kindheit in Heilung zu bringen.

ÜBUNG 7 – HEILE DEINE INNEREN WUNDEN

Mit dieser Visualisierungsübung kannst du dir selbst Liebe und Heilung für schmerzhafte Erlebnisse zukommen lassen. Wir bitten auch Engel zu Hilfe.

1. Nimm eine bequeme Sitz- oder Liegehaltung ein. Stelle sicher, dass du für etwa 10–15 Minuten ungestört bist.

2. Schließe deine Augen und atme ein paar Mal tief ein. Entspanne deine Muskeln bewusst und atme tief durch die Nase ein und (durch den Mund oder die Nase) wieder aus. Sinke tiefer in die Entspannung.

3. Wenn du genügend entspannt bist, stelle dir vor, wie ein goldenes Licht von oben durch deinen Scheitel (beim Kronenchakra) in dich hineinfließt – zuerst in deinen Kopf, dann den Hals hinunter, in deinen Oberkörper und in deine Arme. Dann weiter Richtung Bauch, zur Hüfte, in die Beine bis zu deinen Füßen.

Stell dir vor, wie dieses goldene Licht der Heilung in jede deiner Zellen fließt und dich ganz und gar erfüllt. Atme weiter tief ein und aus.

4. Bitte als nächstes die Engel deiner Wahl um Unterstützung (dein persönlicher Schutzengel, Engel Rafael, Michael, Gabriel – wen du möchtest und zu dem du intuitiv eine Verbindung aufbauen kannst). Bitte sie, all die Schmerzen, Traumata und negativen Glaubenssätze, die dir nicht mehr dienlich sind, aus deinen Zellen zu entfernen, aufzulösen und in Liebe zu verwandeln. Wiederhole das innerlich so lange, bis du dich leichter fühlst. Achte dabei weiterhin auf deinen Atem.

5. Bedanke dich am Ende bei deinen Engeln und atme noch ein paar Mal tief ein und aus, bevor du wieder ins Hier und Jetzt zurückkehrst und deine Augen öffnest.

Zusammengefasst:

- Schmerzhafte Erfahrungen und ungenügend befriedigte Bedürfnisse in der Kindheit prägen unseren Bindungsstil. Wir speichern diese manchmal als unkonkrete Erinnerungen im Nervensystem ab.

- Es gibt vier Bindungsstile bei Erwachsenen, die sich daraus entwickeln können.

- Unser Bindungsverhalten aus der Kindheit prägt unser Bindungsverhalten als Erwachsene, was immer wieder zu ähnlichen Konflikten und Dynamiken führt.

- Auch Erwachsene mit sicherem Bindungsstil hatten als Kinder Konflikte mit den Eltern, oder haben Frust oder Bindungsunterbrechungen erlebt. Allerdings haben diese Kinder auch Wiedergutmachung und Versöhnung erlebt, was die Bindung verstärkt hat.

- Du kannst deinen Bindungsstil verändern! Es dauert allerdings seine Zeit, bis ein unsicher gebundener Mensch einen sicheren Bindungsstil entwickelt – hab Geduld mit dir.

- Menschen mit stabilen Bindungen sind körperlich und mental stabiler – ein sicherer Bindungsstil ist demnach förderlich für deine Gesundheit.

2.4 Beziehung als Lernfeld sehen

Hast du dich schon mal gefragt, weshalb dir manchmal Dinge widerfahren, die schmerzhaft und schwierig sind? Wunderst du dich, weshalb sich gewisse Themen in deinem Leben immer und immer wieder zeigen? Überlegst du, weshalb dich gerade dein Partner am allermeisten triggert? Und fragst du dich manchmal, weshalb du hier auf die Erde gekommen bist?

Aus spiritueller Perspektive inkarnieren wir als Seelen auf der Erde, um eine Erfahrung als Menschen zu machen: Wir sind hier, um zu lernen, uns zu entwickeln und zu lieben. In der feinstofflichen Welt gibt es keine Schatten und keinen Hass. Jedoch können wir nur durch die Erfahrung des Schattens Licht und Dunkelheit unterscheiden und erkennen.

Wir brauchen und suchen also die Polarität, um uns weiterzuentwickeln. Wir vergessen meistens, wer wir in Wahrheit sind, weil der Schleier des Vergessens über uns fällt. Wir müssen vergessen, um uns voll und ganz auf die Erfahrung auf der Erde einlassen zu können. Wenn wir uns noch daran erinnern würden, wie stark das Licht und die Liebe sind, aus dem wir geschaffen sind, fänden wir das Leben auf der Erde mit seiner Dichte unerträglich. So liefert uns das Universum ständig Erfahrungen und Gelegenheiten, um zu wachsen, zu lernen und uns wieder an unseren lichtvollen Wesenskern zu erinnern. Deshalb passiert alles, was dir im Leben widerfährt, *für* dich und nicht gegen dich.

DAS UNIVERSELLE GESETZ DER POLARITÄT

Gemäß diesem Gesetz hat alles auf der Welt zwei Pole. Universell gesehen sind diese Pole zwei Seiten der gleichen Sache oder zwei Schwingungsebenen. Dies bedeutet, dass alles bereits da ist und du bewusst über deine Gedanken und Gefühle wählst, zu welchem Pol du dich bewegen möchtest.

Dies gilt insbesondere für deine Liebesbeziehung. Sie bietet dir das perfekte Lernfeld, weil sie dir deine Schwächen, Trigger und Schattenseiten wiederholt spiegelt. Wir sind durch die Partnerschaft mit Situationen konfrontiert, die uns zwingen, innezuhalten und über uns hinauszuwachsen.

Dein Partner kann jener Mensch sein, der dich am meisten herausfordert, deine tiefsten Schmerzpunkte berührt und deine dunkelsten Schattenseiten hervorbringt.

Er kann ein regelrechter «Arschengel» sein, wie Diplom-Psychologe Robert Betz sie nennt. Eine Beziehung ist deshalb eine riesige Chance, unsere Schatten anzuerkennen, persönlich zu wachsen und unsere Wunden auszuheilen. Halte einen Moment inne und frage dich, welche wertvollen Lektionen sich in deiner Partnerschaft verbergen. Folgende Fragen können dir dabei helfen, diese zu erkennen:

- Welche wiederkehrenden Themen und Herausforderungen zeigen sich in deiner Beziehung? Streitet ihr euch zum Beispiel immer wieder über die gleichen Themen?

- Bist du in bestimmten Situationen immer wieder frustriert, wütend oder traurig?

- Welche wunden Punkte werden immer wieder getriggert?

- In welchen Momenten würdest du die Beziehung am liebsten aufgeben? Was denkst und fühlst du da?

- Was spiegelt dir dein Partner, was du (an dir selbst) nicht wahrhaben willst? Sei ehrlich zu dir selbst!

- Was sollst und kannst du daraus lernen? Welche Ressource würdest du gerne entwickeln?

- Was darf hier in Heilung gehen?

Manchmal sind die Lektionen, die wir lernen dürfen, extrem anspruchsvoll und schmerzhaft. Und manchmal sind die Wunden, die aufgerissen werden, so tief, dass wir nicht hinschauen und lieber davonrennen wollen. Ganz ehrlich, mir persönlich geht es immer mal wieder so. Ich habe nicht immer Lust auf Wachstum – es ist anstrengend! Aber insbesondere bei wiederkehrenden Themen bist du eingeladen, achtsam hinzuschauen und hinzuhören, was für eine Lektion sich dahinter verbirgt. Jeder Schmerz, jedes Leid ist in irgendeiner Form dienlich für dich und damit auch für die Beziehung – solange du bereit bist, hindurchzugehen. Oder anders formuliert, wenn du nicht bereit bist, dich persönlich zu entwickeln und dir neue Ressourcen anzueignen, kann sich auch deine Beziehung nicht weiterentwickeln. Veränderung beginnt immer bei dir selbst, nicht beim anderen. Sobald du die Lektion gelernt hast, die sich in dem Thema verbirgt, wird es aus eurer Beziehung verschwinden. Alles, was passiert, hat seinen Grund und passiert *für* dich, nicht gegen dich – hab' Vertrauen in dich und das Leben! Nutze die Chance, die sich dir bietet, um dich persönlich weiterzuentwickeln.

Nayla verliebt sich immer wieder in den gleichen Typ Mann: groß, schlank, gut aussehend – und verheiratet. Sie hat teilweise längere Affären mit diesen Männern, wobei sie immer hofft, dass diese ihre Frauen für sie verlassen würden. Bei genauer Betrachtung jedoch hat sie insgeheim große Angst vor seelischer Nähe und Verbindlichkeit. Ihre Eltern waren in ihrer Kindheit auf einer emotionalen Ebene nicht wirklich für sie da, andere Dinge waren wichtiger für sie. Nayla sehnt sich auf der einen Seite nach Nähe und Verbindlichkeit, hat aber gleichzeitig Angst davor, sodass sie sich immer wieder auf Männer einlässt, die nicht wirklich für sie erreichbar sind. Erst als sie dieses Muster durchschaut, kann sie eine bewusste Entscheidung treffen, sich auf jemanden einzulassen, der für sie erreichbar ist – sie ist dann nicht mehr «Opfer» ihrer Muster.

Zusammengefasst:

- Die Partnerschaft spiegelt dir deine Trigger und Schwächen.

- Deine Beziehung ist ein hervorragendes Lernfeld und eine
  Chance für persönliche Entwicklung – nutze sie!

- Wiederkehrende Themen verschwinden, sobald du die darin ent-
  haltene Lektion gelernt hast.

- Stelle dich mutig den Herausforderungen und Themen, die sich
  in deiner Beziehung zeigen – es lohnt sich.

- Hab' Vertrauen in dich und das Leben.

Schlüssel # 3: Emotionen zulassen & regulieren

Unsere Emotionen haben einen viel größeren Einfluss auf unser Denken, Erleben und Handeln, als uns oft bewusst ist. Unsere Emotionen können uns in Freude und Ekstase versetzen, aber auch in tiefe Trauer, Angst oder Depressionen stürzen. Sie spielen gerade in Liebesbeziehungen eine entscheidende Rolle, übernehmen sie doch oft das Ruder in hitzigen Diskussionen oder bei schwierigen Entscheidungen. Unsere Emotionen benennen, fühlen und regulieren zu können ist deshalb eine Schlüsselkompetenz für jede Beziehung. Dieses Kapitel widmet sich deshalb ganz diesem Thema.

3.1 Emotionen verstehen

«Wo viel Gefühl ist, ist auch viel Leid.»

Leonardo da Vinci

Unsere Emotionen bestimmen weitgehend unser Denken, Fühlen und Handeln. Sie haben aber nicht nur auf unser seelisches Gleichgewicht einen maßgeblichen Einfluss, sondern auch auf unser körperliches Wohlbefinden. Unverarbeitete Emotionen können sich in Form von Krankheiten in unserem Körper manifestieren, wie Rüdiger Dahlke in seinem Buch «Krankheit als Sprache der Seele» ausführlich beschreibt. Er zeigt darin auf, welche seelischen Ursachen den verschiedenen Krankheitsbildern zugrunde liegen können. Gerade in Liebesbeziehungen spielen Emotionen eine maßgebliche Rolle – deshalb ist es so wichtig, sich bewusst mit der Partnerschaft auseinanderzusetzen.

Doch nicht immer gelingt es uns, unsere Emotionen zu erkennen und zu benennen. Deshalb kann es hilfreich sein, deren Funktion und Sinn zu verstehen. Emotionen beschreiben in erster Linie den Ausdruck von Gefühlen wie etwa Trauer, Freude oder Scham, bestehen aber zudem aus einer körperlichen Reaktion und aus Denkprozessen, die mit diesen erlebten Gefühlen zusammenhängen. Emotionen können durch unterschiedliche Faktoren ausgelöst werden, unter anderem durch unsere Gedanken, physische Prozesse, andere Menschen oder Beurteilungen von Situationen. Im Laufe eines Tages erleben wir so eine ganze Reihe von unterschiedlichen Emotionen.

Grundsätzlich kann man sieben primäre Emotionen unterscheiden: *Freude, Traurigkeit, Wut, Angst, Überraschung, Ekel und Verachtung.*

Diese sind universell, das heißt alle Menschen weltweit kennen und erkennen diese Emotionen. Die meisten dieser grundlegenden Emotionen sind unangenehm: Das kommt daher, dass Emotionen unserem Überleben dienen. Angst etwa schützt uns vor Gefahren, Wut vor Grenzüberschreitungen, Ekel vor Lebensmitteln, die uns nicht guttun. Oder sie weisen uns auf ein Bedürfnis hin, das gerade nicht erfüllt wird (bei Wut oder Trauer zum Beispiel) oder in dem Moment Befriedigung findet (bei Freude zum Beispiel).

Allerdings gibt es auch andere Klassifizierungsansätze von Emotionen. Einige Forscher argumentieren zum Beispiel, dass es eine viel größere Vielfalt von Emotionen gibt, die in unterschiedlichen komplexen

Variationen und Kombinationen auftreten können. So könnte man zum Beispiel Gefühle als Unterkategorie von Emotionen verstehen: Sie sind sozialisiert und werden nicht in allen Kulturen gleich interpretiert. Ein bestimmtes Gefühl kann in einer Kultur positiv angesehen werden, während es in einer anderen als negativ eingestuft wird. Auch der Ausdruck unserer Gefühle variiert von Kultur zu Kultur: In westlichen Kulturen zum Beispiel zeigen Menschen Emotionen wie Freude, Traurigkeit oder Ärger offen, während in asiatischen Kulturen die Menschen tendenziell zurückhaltender in ihrem Ausdruck sind. Genauso haben unsere individuellen Lebenserfahrungen einen Einfluss darauf, wie wir Emotionen wahrnehmen und erleben.

Umgangssprachlich unterscheiden wir Emotionen und Gefühle in der Regel jedoch nicht, weshalb ich in der Folge beide Begriffe synonym verwenden werde. Sehr intensive und heftige Emotionen, die Menschen mit Worten nicht beschreiben können, wie etwa Panik, Rage oder Ekstase, nennt man in der Fachsprache auch Instinkte oder Affekte. Sie werden im Stammhirn verarbeitet und sind für die Sprache nicht mehr erreichbar. Bei traumatischen Erlebnissen etwa wechseln Gefühle oder Emotionen auf die Instinktebene und überwältigen den betroffenen Menschen.

Emotionen haben zudem einen großen Einfluss auf unser Gedächtnis: Wir können uns an Ereignisse, aber auch Lerninhalte, viel besser erinnern, wenn sie mit Emotionen verknüpft sind. Erst dann werden sie in unserem Langzeitgedächtnis gespeichert.

Nicht immer fühlen wir auf Anhieb das, was unser Unterbewusstsein uns eigentlich sagen will. In bestimmten Situationen fühlen wir zuerst eine Emotion, die auf darunterliegende Emotionen oder nicht befriedigte Bedürfnisse hinweist. So kannst du in bestimmten Situationen zum Beispiel zuerst Scham oder Wut empfinden, darunter liegt aber vielleicht Hoffnungslosigkeit oder Trauer, oder umgekehrt.

Dies könnte daran liegen, dass wir in der Kindheit gelernt haben, dass wir Trauer oder Wut nicht zeigen dürfen. Tendenziell verinnerlichen Frauen, Wut nicht zeigen zu dürfen, während Männer Trauer unterdrücken und so jeweils das Gegenteil dessen zeigen, was sie eigentlich fühlen.

Es kann deshalb passieren, dass du deinem Partner gegenüber widersprüchliche Emotionen zeigst, die ihn oder sie verwirren.

Wenn du traurig bist und Nähe bräuchtest, stattdessen aber Wut oder Ärger zeigst, kann es dazu führen, dass dein Partner auf Abstand geht, anstatt näherzukommen – was genau das Gegenteil dessen ist, was du dir in dem Moment wünschst. Wenn du also nicht sicher bist, was du effektiv fühlst, halte einen Moment inne und spüre genau in dich hinein – bist du wütend, oder bist du bei genauerer Betrachtung traurig? So kannst du deine wahren Gefühle besser erkennen und deinem Partner gegenüber besser ausdrücken. Dein Partner versteht und spürt dich dann sicher besser, und kann seinerseits empathischer und angemessener auf dich eingehen. Gefühle respektive Emotionen deuten auch immer auf Bedürfnisse hin. Wenn Emotionen auftauchen, frage dich, auf was für ein Bedürfnis dich die Emotion aufmerksam machen will. *Am Ende dieses Kapitels findest du eine Übung, die dir hilft, deine Emotionen und darunterliegenden Bedürfnisse zu erkennen.*

Hilfreich kann es auch sein, zwischen Körperempfindungen und Emotionen respektive Gefühlen zu unterscheiden. Gefühle und Emotionen entstehen aus der Interpretation von Körperempfindungen wie etwa

Druck auf der Brust, nasse Hände, zittrige Knie oder ein Knoten im Magen. Gewisse Körperempfindungen können unterschiedlich gedeutet werden, je nach Situation und Kontext: Wenn wir zittrige Knie bekommen und unser Herz anfängt zu rasen, kann das auf Angst vor etwas oder jemandem hindeuten oder aber auf Vorfreude, den geliebten Menschen gleich wieder zu sehen

Weiter kann man Gefühle oder Emotionen in «echte» Gefühle und «Pseudo-Gefühle» unterteilen. «Echte» Gefühle sind tendenziell die sieben Grundemotionen, die oben beschrieben sind, oder Nuancen davon. Sätze, die «echte» Gefühle beschreiben, beginnen mit «Ich bin … wütend, traurig, froh, neidisch» etc. Pseudo-Gefühle hingegen kündigen sich mit Sätzen an wie «Ich fühle mich … gedemütigt, gestresst, ausgeschlossen, verraten» etc.

All diese Adjektive suggerieren, dass das Gegenüber etwas getan hat, das dich in irgendeiner Art und Weise verletzt oder stresst. Die echte, darunterliegende Emotion zeigst du aber nicht, und dein Partner hört stattdessen Vorwürfe, gegen die er sich implizit oder auch explizit wehrt. Deshalb nennt man sie «Pseudo-Gefühle».

Wenn du zu deinem Partner zum Beispiel sagst: «Ich fühle mich (von dir) vernachlässigt», unterstellst du ihm, dass er oder sie dir nicht genügend Zeit oder Aufmerksamkeit schenkt. Dein Partner hat aber vielleicht eine ganz andere Wahrnehmung und findet diesen Vorwurf ungerechtfertigt. Außerdem machst du damit das darunterliegende Gefühl – in diesem Beispiel vielleicht Trauer oder Wut – nicht transparent. Ihr lauft so Gefahr, aneinander vorbeizureden und am Ende beide frustriert zu sein.

Wenn du es hingegen schaffst, deine echten, tieferliegenden Emotionen zu beschreiben, stößt du bei dem Gegenüber in der Regel auf mehr

Verständnis und weniger Widerstand. Denn dein Partner hat so eher die Chance, mit Empathie auf deine Gefühle und Bedürfnisse zu reagieren. Was du tun kannst, wenn es euch nicht gelingt, eure Gefühle präzise zu benennen respektive empathisch darauf zu reagieren, *erfährst du in Kapitel 6*.

ÜBUNG 8 – ERKENNE DEINE EMOTIONEN

Wenn du in einer Situation intensive Emotionen erlebst, halte einen Moment inne, und stelle dir die folgenden Fragen:

1. Wie würdest du die Emotion beschreiben oder benennen? Die untenstehende (nicht abschließende) Liste mit Gefühlen respektive Emotionen kann dir helfen, deine eigenen Emotionen zu erkennen und zu benennen.

2. Wo in deinem Körper spürst du diese Emotion?

3. Liegt darunter vielleicht noch ein anderes Gefühl?

4. Worauf wollen dich deine Gefühle und Emotionen hinweise? Welche Bedürfnisse liegen darunter, die gerade (nicht) befriedigt werden?

Liste mit möglichen Emotionen

Wut, Ärger
Hass, Zorn,
Bestürzung, Fassungslosigkeit, Erschütterung, Entrüstung, Aufgebracht sein

Angst, Stress
Skepsis, Zweifel, Misstrauen, Besorgnis, Irritation, Verwirrung, Ungeduld,

Aufregung, Anspannung, Aufgewühlt sein, Unruhe, Nervosität, Hemmung, Unsicherheit, Entsetzen, Schock etc.

Freude, Glück
Motivation, Erfreut sein, Dankbarkeit, Erfüllung, Zufriedenheit, Begeisterung, Sicherheit, Berührt sein, Angetan sein, Inspiration, Interesse, Ausgeglichenheit, Entspannung, Beruhigung, Erleichterung

Ohnmacht
Blockade, Gelähmt sein, Überforderung, Überlastung, Hilflosigkeit, Machtlosigkeit

Gleichgültigkeit
Desinteresse, Langeweile, Lustlosigkeit, Gefühllosigkeit, Teilnahmslosigkeit

Trauer
Betrübt sein, Enttäuschung, Bedrückt sein, Bedauern

Unzufriedenheit
Schlechte Laune, Unbefriedigt sein

Schuld
Sich verpflichtet fühlen, Sich verantwortlich fühlen

Hoffnungslosigkeit
Mutlosigkeit, Deprimiertheit, Verzweiflung

Frust
Resignation, Verbitterung, Entmutigung

Einsamkeit
Sich alleine fühlen

Scham
Peinlich berührt sein, Sich schämen

Zusammengefasst:

- Emotionen weisen uns auf mögliche Gefahren oder unsere Bedürfnisse hin.

- Es gibt Emotionen, Gefühle und Affekte respektive Instinkte. Emotionen beinhalten Denkprozesse, Gefühle und Körperreaktionen. Umgangssprachlich unterscheiden wir Gefühle und Emotionen jedoch nicht voneinander. Affekte und Instinkte sind sehr starke, überwältigende Emotionen wie Rage, Panik oder Ekstase.

- Nicht immer zeigen wir auf Anhieb unsere wahren Emotionen. Manchmal weist unsere erste Reaktion auf tieferliegende Emotionen und Bedürfnisse hin.

- Statt «Pseudo-Gefühlen» ist es hilfreich, die echten, tieferliegenden Emotionen und Gefühle zu beschreiben.

3.2 Emotionen annehmen und fühlen

«Wir denken zu viel und
fühlen zu wenig.»

Charlie Chaplin

In diesem Kapitel schauen wir uns an, wie wir mit Emotionen umgehen können, wenn sie sich zeigen. Grundsätzlich gilt bei Emotionen, dass sie größer und drängender werden, je mehr wir sie zu ignorieren oder wegzudrücken versuchen. *Ist dir das schon mal aufgefallen?*

Es ist wie beim berühmten Dampfkochtopf: Je länger wir den Deckel draufhalten, desto mehr Kraft müssen wir aufwenden, um den Deckel draufzuhalten – bis das eines Tages nicht mehr geht. Wir dürfen deshalb lernen, unsere Emotionen willkommen zu heißen und zu durchfühlen, und zwar, wenn möglich, in dem Moment, in dem sie hochkommen. Natürlich ist das nicht immer sofort möglich oder wünschenswert: in einem Meeting oder beim Einkaufen oder beim Autofahren – wenn wir uns konzentrieren sollten. Bemerken wir in solchen Momenten, dass intensive Emotionen hochkommen, drücken wir am besten auf die Pause-Taste. Das tun wir, indem wir unsere Emotionen zwar bewusst bejahen, aber uns selbst gleichzeitig «mitteilen», dass wir sehr gerne bereit sind, sie zu einem späteren Zeitpunkt zu fühlen. So stellen wir sicher, dass wir sie nicht unbewusst wegdrücken.

Wenn wir unsere Emotionen nämlich verdrängen oder unterdrücken, werden sie immer größer und drängender, bis sie sich eines Tages einfach Gehör verschaffen – entweder in dem sie aus uns herausbrechen, uns überwältigen oder in dem sie sich in Form von Krankheiten bemerkbar machen. Unverarbeitete Emotionen stecken in unserem Nervensystem und in den Körperzellen fest, wollen aber erlöst werden. In Emotionen steckt viel Energie und Kraft, und sie können uns beherrschen, wenn wir sie nicht hören und fühlen.

Genau genommen fürchten wir uns fast nie vor Situationen im Außen, sondern vor unserer eigenen emotionalen Reaktion darauf.

Ken und Felix sind seit rund fünf Jahren ein Paar. Anfangs war Ken von Felix' ruhiger, stoischer Art fasziniert, zumal dieser eher der emotionale und temperamentvolle Typ ist. Ken hat keine Schwierigkeiten, seine Gefühle und Bedürfnisse mitzuteilen, wenn auch manchmal mit etwas zu viel Nachdruck für Felix' Geschmack. Felix fühlt sich durch die oft hitzigen Diskussionen überfordert und zieht sich zurück, denn er hat Mühe, seine Gefühle und Bedürfnisse zu benennen. Er ist von Kindheit an gewohnt, seine Gefühle zu verstecken. Felix' Vater war wenig zu Hause und deshalb keine große Stütze in seinem Leben, während seine Mutter vor allem «funktionierte». Sie war zwar zuverlässig für ihn da, war emotional aber kaum erreichbar, sodass er nie richtig gelernt hat, seine eigenen Emotionen zu spüren und zu benennen. Mit seinem Rückzug übernimmt er unbewusst das Muster seiner Mutter und ist für Ken emotional nicht erreichbar, sodass dieser immer frustrierter wird und die Beziehung immer mehr in Frage stellt. In einer Paarberatung lernt Felix, sich seinen Emotionen zuzuwenden und sie nicht mehr als bedrohlich oder unnütz anzusehen, sondern als wichtiger Gradmesser für sein seelisches Wohlbefinden.

Damit gewinnt die Beziehung an Tiefe und Verbundenheit, was Ken lange vermisst hat.

In der heutigen Zeit ist selten eine Situation im Außen wirklich lebensbedrohlich. Unser Gehirn und unser Nervensystem sind allerdings immer noch so programmiert, dass sie gewisse Situationen als sehr bedrohlich einstufen. Was früher ein überlebensnotwendiger Mechanismus war, ist heute in vielen Situationen kontraproduktiv: Wir müssen nicht mehr vor dem Säbelzahntiger davonrennen oder uns vor dem Sturm in Sicherheit bringen. Das Schlimmste, was uns also in der heutigen Zeit in der Regel passieren kann, ist unsere emotionale Reaktion auf eine Situation auszuhalten. Sofern wir nicht wirklich körperlich bedroht werden, passiert in der Regel nichts weiter. Dennoch fürchten wir nichts mehr als unsere Emotionen.

> *Der einzig effektive und gesunde Weg, mit Emotionen umzugehen, ist sie zu durchfühlen – und zwar möglichst ohne inneren Widerstand.*

Dies erfordert ein bewusstes Ja zu jedem Gefühl und jeder Emotion in dem Moment, in dem du diese wahrnimmst, damit dein Unterbewusstsein diese nicht automatisch wegschiebt oder unterdrückt. Dies mag am Anfang etwas ungewohnt sein.

Vielleicht hast du die Befürchtung, dass du von der Intensität der hochkommenden Emotionen überwältigt wirst. Aber dein Unterbewusstsein lässt nur so viel Emotionen spürbar werden, wie du effektiv verarbeiten kannst – vertraue darauf! Das wunderbare an dieser Herangehensweise ist, dass deine Emotionen meist viel schneller verpuffen als du glaubst. Denn die Energie, die du darauf verwendest, um deine

Emotionen zu unterdrücken oder zu ignorieren, ist meist viel größer als die Energie, die du fürs Durchfühlen brauchst.

Hilfreich kann es in dem Prozess sein, zu lernen deine Körperempfindungen zu spüren und zu beschreiben. Damit erdest du deine Emotionen, und sie werden besser erträglich und regulierbar.

Je besser du deine Körperempfindungen spürst, desto mehr fühlst du dich mit dir selbst und anderen verbunden, und desto lebendiger fühlst du dich.

Körperliche Empfindungen (wieder) zu spüren, ist deshalb sehr hilfreich beim Verarbeiten von Emotionen, zumal du über den Körper an dein implizites Gedächtnis gelangst. Denn nicht immer ist dir bekannt, welche Geschichte hinter den Emotionen steckt beziehungsweise was die Ursache dafür ist. Wenn du in deiner frühesten Kindheit schwierige oder sogar traumatische Situationen erlebt hast, hast du oft keine expliziten Erinnerungen daran. Das ist aber auch nicht unbedingt nötig, um deine Emotionen zu durchfühlen, im Gegenteil – es geht erst einmal darum, die Emotionen zu bejahen und dir selbst zu erlauben, sie zu fühlen.

Zusammengefasst:

- Ungelöste Emotionen werden immer stärker. Bejahe deine Emotionen daher voll und ganz ohne Widerstand.

- Durchfühle deine Emotionen, so gut es geht – sie verpuffen dadurch schnell wieder.

- Dein Unterbewusstsein lässt nur so viele Emotionen zu, wie du verarbeiten kannst. Vertraue darauf.

- Nimm deine Körperempfindungen bewusst wahr. Diese stehen in enger Verbindung zu deinen Emotionen.

3.3 Emotionen regulieren lernen

Unsere Emotionen zu fühlen, kann uns manchmal ganz schön (über)fordern. Es kann passieren, dass wir unsere Wut oder unseren Frust ungefiltert an unserem Partner auslassen. Fühlen ist aber nicht gleichzusetzen mit (her)auslassen – fühlen heißt erst mal nur fühlen. Selbst dann, wenn dein Partner etwas gesagt oder getan hat, das dich getriggert hat.

Deine Emotionen sind allein deine Verantwortung!

Und zwar ganz unabhängig davon, was dein Partner gesagt oder getan hat. Denn du reagierst auf eine bestimmte Situation oder Aussage in der Regel völlig anders als dein Partner. Was ihn ruhig lässt, bringt dich vielleicht auf die Palme – je nachdem was für Muster und Prägungen du in dir trägst.

Die meisten unserer Muster und Prägungen entstehen in unserer (frühen) Kindheit, wie bereits in Kapitel 2 beschrieben, sodass wir oft keine Erinnerungen mehr an die Ereignisse haben, die zu diesen Mustern geführt haben. Manchmal sind da einfach dumpfe, undurchschaubare Emotionen, Empfindungen oder Flashbacks an Situationen, die sich in unserem Nervensystem festgesetzt haben.

Wenngleich diese schmerzhaften Situationen von anderen Menschen verursacht wurden – leider oft von unseren engsten Bezugspersonen – *sind wir als Erwachsene für unsere Emotionen und Verhaltensweisen selbst verantwortlich.*

Die Ursachen zu erkennen, bedeutet demnach nicht, mit dem Finger auf andere zu zeigen. Es bedeutet viel mehr, die Zusammenhänge in unseren Beziehungsdynamiken zu verstehen. Wenn wir die Verantwortung für uns selbst abgeben, zeigen wir nicht nur mit dem Finger auf andere, sondern fallen zudem in eine Opferrolle, die uns schwächt und uns handlungsunfähig macht.

Im Hier und Jetzt können wir unser Leben und damit unser emotionales Erleben in die Hand nehmen, heilen, integrieren und formen.

Denn die schmerzhaften Erlebnisse sind vorüber, und als Erwachsene sind wir keine Kinder mehr, die von anderen abhängig sind. Als Erwachsene haben wir die Wahl, wie wir unser Leben führen wollen, mit wem wir zusammen sein möchten und worauf wir unsere Aufmerksamkeit richten. Wir haben die Wahl, unsere Geschichte anzuerkennen, das Kind in uns zu trösten – und ein neues Kapitel aufzuschlagen.

Lassen wir unsere Emotionen jedoch ungefiltert an unserem Partner oder an anderen Menschen ab, kann dies großen Schaden anrichten.

Dies bedeutet nicht, dass deine Gefühle und Emotionen nicht legitim sind, im Gegenteil: *Alles, was du fühlst, hat seine Daseinsberechtigung.* Es bedeutet aber, einen emotional intelligenten Umgang mit deinen Emotionen zu finden und diese zu reflektieren. Es ist zum Beispiel auch nicht ratsam, wichtige Entscheidungen (in der Beziehung) zu treffen, während du von Emotionen überflutet wirst. Du solltest warten, bis die emotionale Flutwelle abgeebbt ist. Sonst triffst du mitunter Entscheidungen, die du später bereust.

> **Sich selbst regulieren zu können, ist eine grundlegende Fähigkeit, die auch in anderen Bereichen des Lebens eine zentrale Rolle spielt.**

Unsere Muster und Prägungen können wir nicht vollständig eliminieren, die «Straßen» in unserem Gedächtnis bleiben (bis zu einem bestimmten Grad) bestehen. Wir können jedoch neue Wege beschreiten und die alten Muster mit der Zeit «überschreiben». Es dauert aber eine Weile, bis diese neuen Wege gebahnt, ausgetreten und vertraut genug sind, dass sie die alten Muster ersetzen.

Joel ist seit fünf Jahren mit Aniela liiert und eigentlich glücklich – wären da nicht seine wiederkehrenden Wutausbrüche. Diese tauchen unter anderem dann auf, wenn Aniela zu spät zu einer Verabredung mit ihm kommt, denn das erinnert ihn an seinen Vater, der seine Mutter immer und immer wieder versetzt hatte. Als Kind hatte er mitbekommen, wie traurig seine Mutter jeweils war, wenn das passierte. Sie hatte sich oft Mühe gegeben und ein tolles Abendessen zubereitet und dann stundenlang auf ihren Mann gewartet, manchmal auch vergeblich. Wie sich später herausstellen sollte, hatte er eine Affäre mit einer jüngeren Frau. Die wiederkehrenden Wutausbrüche und den damit verbundenen Vorwürfen, Aniela hätte eine Affäre, verletzen sie sehr, denn sie würde Joel nie betrügen. Joel fühlt sich nicht verantwortlich für seine Emotionen und schiebt Aniela dafür die Schuld in die Schuhe: Wenn sie nicht ständig zu spät kommen und «herumhuren» würde, hätte er auch keine Wutanfälle. Aniela hält es irgendwann nicht mehr aus und stellt Joel vor die Wahl: entweder er macht eine Therapie, mit oder ohne sie, oder sie verlässt ihn.

Die Fähigkeit, sich selbst zu regulieren, korreliert mit unserer Bindungsfähigkeit, wie wir im vorherigen Kapitel bereits erläutert haben. Sie hängt von der Entwicklung des präfrontalen Kortex ab, der als Sitz unserer sozialen Persönlichkeit gilt. Wie gut entwickelt dieser ist, wird dadurch bestimmt, welche Art von sozialer Zuwendung und Regulation wir durch unsere engsten Bezugspersonen in der Kindheit erlebt haben.

> **Menschen, die sich selbst gut regulieren können, fällt es leicht, im Hier und Jetzt zu leben und sind typischerweise glücklicher.**

Sie können sich tendenziell schneller wieder beruhigen, wenn sie getriggert sind, und haben weniger Mühe, wenn nötig, um Hilfe zu fragen. Sie nehmen ihre Grenzen eher wahr, können empathisch mit sich und anderen Menschen umgehen und meist flexibel auf Anforderungen reagieren. Nebst dem Bindungsstil ist die Fähigkeit zur Selbstregulation eine weitere Kraft, die unsere Beziehungen stark beeinflusst – und eben trübt, wenn diese Fähigkeit ungenügend entwickelt ist.

Doch wie erkennst du, dass du getriggert bist und ein wunder Punkt getroffen wurde? **Folgende Anzeichen sind typisch:**

- **Körper:** Du atmest flach, dein Herz schlägt schnell, dir ist eventuell übel.

- **Emotionen:** Du erlebst vielfältige und starke Emotionen, wie z. B. Ärger, Wut, Angst, Scham, Traurigkeit oder Hilflosigkeit. Eventuell bist du sogar im Kampf- oder Fluchtmodus, d. h. du greifst die andere Person (verbal oder sogar physisch) an oder möchtest flüchten; eventuell erstarrst du auch.

- **Gedanken:** Du fühlst dich wie ein Opfer oder fühlst dich schuldig. Eventuell kannst du dich nicht mehr konzentrieren und die negativen Gedanken dauern an. Die Situation hallt Stunden, Tage, Wochen, Monate nach.

- **Verhalten:** Du hast die Tendenz, ähnliche Situationen vermeiden zu wollen.

Tipps, wie du deine Emotionen rasch und effektiv steuern und deine Selbstregulation verbessern kannst, findest du in dieser Infobox und am Ende dieses Kapitels.

METHODEN ZUR SELBSTREGULATION

Gemäß diesem Gesetz hat alles auf der Welt zwei Pole. Universell gesehen sind diese Pole zwei Seiten der gleichen Sache oder zwei Schwingungsebenen. Dies bedeutet, dass alles bereits da ist und du bewusst über deine Gedanken und Gefühle wählst, zu welchem Pol du dich bewegen möchtest.

1. **Innehalten und Atmen**
   Bevor du reagierst, halte einen Moment inne und atme ein paar Mal tief in den Bauch ein und langsam aus. Dies beruhigt den Körper und baut Stress rasch ab.

2. **Emotionen bewusst wahrnehmen**

Nimm deine Emotionen und Körperempfindungen bewusst wahr und durchfühle, ohne sie zu bewerten oder zu analysieren. Versuche dir zu vergegenwärtigen, dass deine Emotionen ein physiologisches Phänomen sind, kein existenzielles: Du bist nicht deine Wut, sondern du erlebst Wut.

3. **Körperliche Bewegung**

Körperliche Aktivitäten wie etwa ein schneller Spaziergang, Dehnübungen, Yoga, Qi Gong oder ähnliches können helfen, deine Emotionen zu regulieren und Stress abzubauen.

4. **Progressive Muskelentspannung**

Spanne nacheinander unterschiedliche Muskeln oder Muskelgruppen an und entspanne sie bewusst wieder. Das hilft ebenfalls, Anspannung im Körper abzubauen und Emotionen zu regulieren.

5. **Meditation**

Meditation beruhigt den Geist und fördert eine tiefe Entspannung. Mit der Zeit verringert Meditation die emotionale Reaktivität, fördert positive Emotionen, wie Dankbarkeit oder Mitgefühl, und reduziert Symptome wie Angst und Depression.

6. **Tappen**

Klopfakkupressur-Methoden, wie EFT (Emotional Freedom Technique) oder andere können ebenfalls sehr rasch Linderung bei heftigen Emotionen wie Wut, Panik oder Angst verschaffen. Informationen dazu sind im Internet zu finden.

7. **Visualisierungen**

Schließe deine Augen und stellt dir eine Szene oder Situation vor, die für dich entspannend oder beruhigend ist und positive Emotionen auslöst. Visualisiere sie dir so lebhaft wie möglich. Oder erinnere dich an frühere Situationen, in denen du ähnliche Umstände sehr gut gemeistert hast.

8. **Journaling**
   Seine Gedanken und Gefühle zu Papier zu bringen, kann helfen, sie
   zu strukturieren, sich Klarheit zu verschaffen und die emotionale
   Belastung zu reduzieren.

9. **Ablenkung**
   Bei starken oder hartnäckigen Emotionen kann zwischendurch Ablenkung das Mittel der Wahl sein, z. B. mit beruhigender Musik,
   einer kreativen Aufgabe o. ä.

Im Prozess des Erkennens, Annehmens und Transformierens von Emotionen kann dein Partner eine wesentliche Rolle übernehmen – wenn er dazu bereit und in der Lage ist. Wenn ihr eure Lebensgeschichten kennt, könnt ihr euch gegenseitig darin unterstützen, die mit den Triggern verbundenen Emotionen zu durchfühlen. Ihr könnt euch gegenseitig den «Raum halten» und euch Verständnis entgegenbringen, was den Heilungsprozess positiv unterstützen kann. Den Raum zu halten bedeutet, sich dem Partner zuzuwenden, ihm aktiv zuzuhören (wie das geht, erfährst du im Kapitel 6) und ihm seine Emotionen zuzugestehen, d. h. nicht abzulehnen oder zu verurteilen – und einfach präsent zu sein für ihn.

> *Nichts ist heilsamer als die Erfahrung, dass jemand einen bedingungslos liebt, gerade dann, wenn man es am nötigsten hat. Es ist das größte Geschenk, das Partner sich gegenseitig machen können.*

Dies ist aber nur möglich, wenn du deine Muster und Prägungen kennst und bereit bist, Verantwortung dafür zu übernehmen. Das entlastet den Partner und auch die Beziehung als Ganzes und stellt sicher, dass euer «Beziehungsraum» aufgeräumt bleibt. Alles ist sozusagen an seinem

Platz: Jeder weiß, was seine Themen sind und woran er arbeiten darf, und der andere kann einen dabei unterstützen, indem er liebevoll zuhört und Verständnis zeigt. Wenn du deinen Partner ständig für deine eigenen Unzulänglichkeiten und Emotionen verantwortlich machst, drängst du ihn in die Defensive und machst es ihm oder ihr sehr schwer, empathisch zu reagieren. Und das ist bestimmt nicht in deinem Interesse.

ÜBUNG 9 – EMOTIONEN UND KÖRPEREMPFINDUNGEN SPÜREN

Mit dieser Übung lernst du, Körperempfindungen und Emotionen zu spüren. Wichtig dabei ist, diese nur wahrzunehmen und zu beschreiben, ohne zu bewerten.

- Setze oder lege dich irgendwo bequem hin, wo du ungestört bist.

- Schließe deine Augen und nimm ein paar tiefe Atemzüge.

- Fange an, deinen Körper zu scannen, von unten nach oben: *Wie fühlen sich deine Füße an? Warm oder kalt? Wie fühlen sich deine Unterschenkel an? Ist da vielleicht Spannung? Und wie geht es deiner Hüfte und deinem Becken? Spürst du den Druck von der Unterlage, auf der du sitzt oder liegst?* Fahre so fort, bis du beim Kopf angekommen bist.

- Nimm' allfällige Gefühle und Emotionen wahr, die bei der Übung hochkommen: *Ist da eventuell Trauer, Wut, Freude, Liebe oder irgendeine andere Emotion? Mit welcher Körperempfindung verbindest du diese Emotion? Mit welcher Geschichte ist diese Emotion verknüpft (falls es eine Geschichte dazu gibt – nicht krampfhaft danach suchen)?*

- Nimm alles wahr, ohne zu bewerten – und lass wieder los.

Zusammengefasst:

- Lass' deine Emotionen nicht an deinem Partner aus, egal, was dieser gesagt oder getan hat.

- Deine Emotionen sind deine Verantwortung – unabhängig davon, was dir im Leben widerfahren ist.

- Deine Emotionen sind legitim. Wichtig ist es, dass du mit ihnen intelligent und bewusst umgehst.

- Übe dich darin, deine Emotion zu regulieren. Regulieren ist nicht unterdrücken, sondern bewusst wahrnehmen, durchfühlen und benennen.

3.4 Emotionen wieder loslassen

«Gefühle kommen und gehen wie Wolken am Himmel bei Wind. Das achtsame Atmen ist mein Anker im Hier und Jetzt.»

Thích Nhất Hạnh

Obgleich das vollständige Durchfühlen unserer Emotionen für die Verarbeitung essenziell ist, sollten wir uns nicht damit identifizieren oder daran anhaften. Unsere Emotionen sind ein Gradmesser dafür, was wir brauchen und was uns guttut: die darunterliegenden Bedürfnisse oder

Befürchtungen wahrzunehmen und allenfalls entsprechend zu handeln, ist wichtig. Aber wenn wir zu lange in den Emotionen schwelgen und nicht bereit sind, diese auch wieder gehen zu lassen, können wir uns in einen emotionalen Strudel hineinmanövrieren, aus dem wir nur schwer wieder rausfinden.

Emotionen kommen und gehen, wie Ebbe und Flut, das ist ein natürlicher Prozess.

So sollte es sein. Meistens sind an die Emotionen aber Geschichten und Gedanken geknüpft, die wir uns immer und immer wieder erzählen. Oder wir suchen ganz verzweifelt nach einer kohärenten Geschichte dazu, können aber keine finden, weil die Ursache für die Emotionen zu weit zurück liegt. Es ist deshalb ratsam, nicht krampfhaft an den Emotionen und den damit verbundenen Geschichten zu haften. Wir tun dies jedoch sehr häufig, weil unsere Emotionen und Geschichten Teil unserer Identität sind. Oft hat es auch (unbewusste) Vorteile, wenn wir an ihnen haften: Wir bekommen dann zum Beispiel mehr Aufmerksamkeit von anderen Menschen, mehr Mitgefühl oder wir können die Verantwortung für unser «Unglück» auf andere abschieben. Wir haben dann sozusagen eine willkommene Ausrede, um unser Leben nicht selbst in die Hand nehmen zu müssen.

Dabei verlieren Emotionen und ihre Geschichten an Kraft, wenn wir sie einerseits bedingungslos annehmen und fühlen, aber gleichzeitig aus der Beobachter-Perspektive betrachten.

Du bist nicht deine Emotionen und du bist nicht deine Geschichte dazu. Wenn wir allerdings von überwältigenden Emotionen überflutet werden, fallen wir oft aus der Beobachterperspektive heraus. Sobald die emotionale Welle vorüber ist, darfst du dir deshalb angewöhnen, so rasch wie möglich wieder diese neutrale Meta-Ebene des Beobachters einzunehmen. Wenn dir das schwerfällt – was verständlich ist, weil Emotionen mitunter sehr stark sind – kannst du dir die folgenden Fragen stellen:

- Weshalb fällt es mir schwer, die Emotion oder Situation loszulassen? Welchen Vorteil ziehe ich daraus?

- Was habe ich noch nicht vollständig angenommen, bejaht oder durchfühlt? Steckt da noch mehr dahinter? Irgendeine Angst vielleicht?

- Was brauche ich, um die Emotion loslassen zu können – generell, aber vielleicht auch von meinem Partner? Möchtest du zuerst gehört und verstanden werden, bevor du loslassen kannst? Oder brauchst du eine Entschuldigung deines Partners, weil er etwas gesagt hat, das dich verletzt hat?

Wenn es dir allein nicht gelingt, die Emotion loszulassen, kann dich dein Partner dabei auch unterstützen, z. B. indem er wieder deinen Raum hält (wie oben beschrieben) oder indem er dir diese Fragen stellt.

Oft fühlen wir uns wunderbar befreit, wenn wir es geschafft haben, unsere Emotionen zu durchfühlen und wieder loszulassen. Mitunter fühlst du das sogar auf körperlicher Ebene: vielleicht kannst du wieder freier atmen oder der Druck auf deinen Schultern ist weg. Das Durchfühlen und wieder loslassen der Emotionen hat zudem den positiven Effekt, dass sich der emotionale Nebel, der sich vielleicht über die Liebe zwischen dir und deinem Partner gelegt hat, verzieht und die Liebe wieder frei fließen kann. Mit emotionalem Nebel meine ich das Sich-gegenseitig-verantwortlich-machen für Dinge, für die du eigentlich selber verantwortlich bist. Dies kreiert oft eine diffuse oder latente Missstimmung, die manchmal nur schwer zu greifen, aber doch spürbar ist. Zusammengefasst besteht die Kunst darin, die Emotionen voll und ganz anzunehmen, sie zu durchfühlen – und dann wieder gehen zu lassen. *Die folgende Übung kann dir dabei helfen.*

ÜBUNG 10 – EMOTIONEN LOSLASSEN

Diese Übung hilft dir, deine Emotionen bewusst loszulassen und in einen friedvollen Zustand zu finden.

- Nimm einen Block Papier und einen Stift. Schreibe alle Emotionen auf, die dich aktuell belasten. Am besten nimmst du für jede Emotion ein separates Blatt. Die Geschichte dazu ist nicht nötig – lass diese bewusst weg. Nimm einfach die Emotionen wahr.

- Jetzt hast du zwei Möglichkeiten: Du kannst irgendwo ein Feuer machen (im Wald, im Kamin, in deinem Garten) und jedes Blatt dem Feuer übergeben. Bitte, wenn du magst, Engel um Unterstützung. Sie sollen dir dabei helfen, deine belastenden Emotionen loslassen zu können. Ist Feuer machen keine Option für dich, kannst du die Blätter bewusst zerreißen und entsorgen. Auch hier kannst du Engel um Hilfe bitten.

Zusammengefasst:

- Fühle deine Emotionen – und lass sie wieder los.

- Identifiziere dich nicht mit deinen Emotionen – du bist nicht deine Emotionen oder die damit verknüpften Geschichten. Suche nicht krampfhaft nach einer Geschichte.

- Nimm' immer wieder die Beobachterposition ein.

3.5 Eifersucht transformieren

Die Eifersucht gehört zu den stärksten, komplexesten und schwierigsten Emotionen in einer Beziehung, die wohl viele Menschen kennen. Deshalb greife ich dieses Thema an dieser Stelle gesondert auf. Eifersucht kann in allen möglichen Situationen auftreten: Wenn deine Partnerin mit ihrem Ex-Freund einen Abend verbringt, wenn dein Partner einer schönen Frau hinterherschaut oder auch schon nur dann, wenn deine Partnerin das Model in der TV-Werbung attraktiv findet.

Sie kann aber auch aufkommen, wenn ein Hobby oder die Arbeit mehr Zeit in Anspruch nehmen, als einem lieb ist oder die Tochter mehr Aufmerksamkeit bekommt als man selbst.

EIFERSUCHT

Eifersucht ist ein komplexes Gefühl, das sich aus mehreren anderen Gefühlen und Emotionen zusammensetzt. Es kann folgende Gefühlsschattierungen beinhalten:

- Das Gefühl, zu kurz zu kommen: nicht genügend Zeit mit dem Partner verbringen zu können oder nicht genügend Aufmerksamkeit zu bekommen.

- Das Gefühl, für den Partner nicht wichtig (genug) zu sein.

- Das Gefühl, von etwas ausgeschlossen zu werden.

- Die Angst, dass der Partner einen verlässt.

- Die Angst vor einem Vertrauensbruch oder einer Werteverletzung.

Wie oft bist du auf deinen Partner oder deine Partnerin eifersüchtig? Erkennst du den Grund für die Eifersucht und die dahinterliegende Angst? Je nach Situation und Mensch können mehrere oder sogar alle Gefühlsschattierungen auftreten. Allen gemein ist die Angst, etwas zu verlieren, nämlich entweder Status, Zeit, Aufmerksamkeit Vertrauen oder gemeinsam gelebte Werte. Die Eifersucht deutet auf Unsicherheiten und schmerzhafte Erfahrungen aus der Vergangenheit hin.

> **Wenn du eifersüchtig bist, darfst du dich fragen, welche der aufgeführten Gefühle du empfindest und woher diese kommen könnten.**

Gab es in deiner Kindheit vielleicht Situationen, in denen du dich unwichtig, zweitrangig oder ausgeschlossen fühltest, oder in denen du Angst hattest, die Liebe deiner Eltern zu verlieren? Oder gab es da immer wieder das Gefühl, nicht genügend Liebe und Aufmerksamkeit zu bekommen?

Wenn du herausfindest, woher du diese Gefühle kennst, kann das schon sehr erlösend wirken. Wenn du die Ursache für deine Eifersucht heilen möchtest, kann dir Übung 6 helfen. Um mit akuten Gefühlen der Eifersucht bewusster umzugehen, empfehle ich dir die Methoden unter Übung 8.

Ein allgemeiner Mangel an Vertrauen (in enge Bezugspersonen wie den Partner) kann ebenso ein Merkmal von Eifersucht sein und ohne die anderen Merkmale von Eifersucht auftreten. Vertrauen in seinen Partner und die Beziehung zu haben, ist jedoch eine Grundvoraussetzung einer gesunden Beziehung. Ein allfälliger Mangel an Vertrauen in seine engsten Bezugspersonen entsteht in der Regel in der Kindheit, wenn die Bezugspersonen nicht zuverlässig für einen da waren – wie in Kapitel 2 zum Thema Bindungsstil beschrieben.

Falls du zu den Menschen mit einem unsicheren Bindungsstil gehörst, kann dies für dich eine große Herausforderung sein. Dann glaubst du vielleicht, dich nicht auf deine Bezugspersonen verlassen zu können. Unbewusst überträgst du diesen Glaubenssatz dann auf deinen Partner. Das kann sich so äussern, dass du ständig misstrauisch deinem Partner gegenüber bist, ihm ständig hinterhertelefonierst, dich mies fühlst, wenn er oder sie allein etwas unternimmt oder sogar sein Handy kontrollierst. Oder aber du bist sehr anhänglich, möchtest alles nur mit deinem Partner zusammen unternehmen und machst ihm Vorschriften, mit wem er sich außerhalb der Partnerschaft treffen darf und mit wem nicht.

Diese Formen der Eifersucht können sehr belastend sein, nicht nur für denjenigen, der sie empfindet, sondern auch für den Partner.

> *Häufig gibt es keinen objektiven Grund für die Eifersucht, und wir verstricken uns in mentale (Horror-) Geschichten, die nichts mit der Realität zu tun haben.*

Manchmal suchen wir regelrecht nach einer Geschichte, die unsere Eifersucht rechtfertigen würde. Wenn wir dann diese Eifersucht auf unbewusste oder aggressive Art unserem Partner gegenüber äußern oder ihn sogar in seiner Handlungsfreiheit einschränken, tun wir diesem

Unrecht – und wir schaden der Beziehung. Denn in den allermeisten Fällen ist unsere mentale Geschichte schlicht falsch (Ausnahmen gibt es natürlich immer).

Remo hat Sabina kennengelernt, als sie beide 17 Jahre alt waren. Remo ist sehr introvertiert und schüchtern, während Sabina eher die warmherzige und extrovertierte Partygängerin ist, die jeder kennt. Sabina geht am Wochenende sehr gerne mit ihren Freunden aus, während Remo lieber zu Hause bleibt. Er mag Sabinas Freunde nicht und traut vor allem einem von ihnen nicht über den Weg: Remo hat den Verdacht, dass dieser es auf seine Freundin abgesehen hat. Immer wieder kommt es zu heftigen Auseinandersetzungen, wenn Sabina sich mit ihren Freunden treffen will. Remo fängt an, ihr den Ausgang zu verbieten, spioniert ihr hinterher und geht manchmal die Textnachrichten auf ihrem Handy durch, wenn sie schläft. Trotz wiederholter intensiver Gespräche und Beteuerungen von Sabina, dass sie keine Affäre hat, glaubt Remo ihr nicht. Er ist nicht bereit, seine Muster anzuschauen und Verantwortung für seine Emotionen zu übernehmen. Nach wenigen Monaten trennt sich Sabina von Remo, weil sie seine Eifersucht nicht mehr aushält.

> *Ein Mangel an Vertrauen kann eine Partnerschaft zermürben, weil der Partner ständig das Gefühl vermittelt bekommt, dass er etwas falsch macht oder nicht vertrauenswürdig ist.*

Dabei ist Vertrauen etwas, das zurückkommt, wenn man es verschenkt: Gemäß dem Gesetz der Anziehung kommt das zu dir zurück, was du aussendest. Wenn du es schaffst, trotz Misstrauen oder Eifersucht ins

Vertrauen zu gehen und den «Raum der Eifersucht» zu durchschreiten, wirst du belohnt. Dann nimmst du deinen Partner und die Situation so an, wie sie sind und du öffnest die Tür zum «Raum der bedingungslosen Liebe». *Und da wollen wir letztlich alle hin, oder?* **Wenn es dir schwerfällt, negative Gedanken und Eifersucht loszulassen, können dir auch hier wieder die vier Fragen von Byron Katie helfen:**

1. Ist dieser Gedanken wirklich wahr?
2. Kannst du mit absoluter Sicherheit sagen, dass er wahr ist?
3. Was wärst du ohne diesen Gedanken? Wie würdest du dich fühlen`
4. Wie könntest du den Gedanken ins Positive kehren?

Die Übung gleich im Anschluss wird dir zusätzlich helfen, den Ursachen deiner Eifersucht auf die Spur zu kommen.

Übung 11 – der Eifersucht auf die Spur kommen

Diese Übung kann dir helfen, Gefühle, wie Eifersucht und Verlustangst, besser zu verstehen und zu transformieren. Stelle dir folgende Fragen:

1. Was möchte dir deine Eifersucht und/oder deine Verlustangst sagen?
2. Wovor möchten dich diese Emotionen schützen?
3. Kennst du diese Emotionen von früher? Wenn ja, aus welchen Situationen?
4. Durch welchen Glaubenssatz könntest du deine Eifersucht respektive deine Verlustangst ersetzen? Was würde dir ein besseres Gefühl verschaffen? Schreibe den neuen Glaubenssatz auf.

Zum Beispiel statt «Meine Freundin wird mich eh verlassen» könntest du schreiben «Meine Freundin bleibt bei mir».

5. Formuliere alle negativen Gedanken und Glaubenssätze in positive um, die dir ein besseres Gefühl geben.

6. Verankere diese neuen Glaubenssätze, indem du dir eine Geste überlegst, die du mit dem neuen Glaubenssatz verknüpfst. Schließe dazu deine Augen, führe die Geste aus (z. B. sich ans Kinn oder ans Ohrläppchen fassen) und visualisiere den neuen Glaubenssatz. Dies soll dazu dienen, den neuen Glaubenssatz im Unterbewusstsein zu verankern.

7. Wiederhole die Übung, bis der Glaubenssatz sitzt.

Zusammengefasst:

- Eifersucht hat viele Facetten und kann eine Beziehung (stark) belasten.

- Zugrunde liegt all diesen Facetten die Angst «verlassen zu werden».

- Ein allgemeiner Mangel an Vertrauen kann zu Eifersucht führen.

- Meistens ist starke Eifersucht im Hier und Jetzt unbegründet. Frage dich, was der Ursprung ist.

- Wenn du Vertrauen schenkst, kommt Vertrauen zurück.

Schlüssel # 4: Loslassen & Verzeihen können

Wie oft halten wir an Emotionen, Menschen, Geschichten und Ideen fest, die wir längst hätten loslassen sollen. Loszulassen und zu verzeihen fällt uns oft schwer, weil es eine Veränderung des Gewohnten bedeutet, was uns Angst einflößen kann. Wir verkrampfen uns innerlich bei dem Gedanken daran, jemandem zu verzeihen, der uns verletzt hat, oder eine Vorstellung loszulassen. Dabei ist loslassen und verzeihen manchmal nötig, um die Liebe wieder fließen zu lassen. In diesem Kapitel werden wir uns deshalb eingehend mit diesen Themen befassen.

4.1 Unrealistische Erwartungen loslassen

«Die Dinge loszulassen bedeutet
nicht, sie loszuwerden. Sie loslassen
bedeutet, dass man sie sein lässt.»

Jack Kornfield

Meistens haben wir ganz bestimmte Vorstellungen davon, wie unser Partner sein soll, welche Eigenschaften er haben soll, welchen Beruf, wie er aussehen soll, was er für uns tun soll, und so weiter und so fort. Das ist gut und recht – es ist wichtig zu wissen, wer wir sind, was wir mögen und was nicht, und was für eine Art Mensch zu uns passt.

Was für Erwartungen wir an unseren Partner haben, hängt von vielen Faktoren ab: Zum einen von unseren Erfahrungen aus früheren Beziehungen und familiären Bindungen. Positive Erfahrungen haben oft zur Folge, dass wir bestimmte Qualitäten und Verhaltensweisen bei einem Partner erwarten, während negative Erfahrungen dazu führen können, dass wir bestimmte Verhaltensweisen oder Eigenschaften ablehnen. Zum anderen beeinflussen auch kulturelle Normen, Werte und Traditionen die Erwartungen, die wir an den Partner haben. Ein klassisches (und heute zum Glück langsam überholtes) Beispiel dafür ist, von einem Mann zu erwarten, dass er die Rolle des Ernährers übernimmt, während man von der Frau erwartet, dass sie die Kinder erzieht.

Nicht zuletzt spielen auch unsere ganz persönlichen Werte und Bedürfnisse eine zentrale Rolle bei der Gestaltung unserer Erwartungen an unseren Partner. Welche Eigenschaften und Verhaltensweisen wir schätzen und suchen, ist sehr individuell. Erwartungen zu haben ist also menschlich und normal.

Schwierig wird es dann, wenn die Erwartungen an unseren Partner entweder überhöht und unrealistisch sind oder unser Partner diese nicht erfüllen möchte. Oder wenn wir davon ausgehen, dass unser Partner genau weiß, was wir von ihm möchten, ohne je darüber gesprochen zu haben – und ihm dann Vorwürfe machen, wenn er unsere impliziten Wünsche nicht erfüllt.

Genauso verhält es sich mit «psychologischen Verträgen», die viele Paare unbewusst eingehen. «Psychologische Verträge» umfassen nicht ausdrücklich formulierte Erwartungen, Verpflichtungen und Vereinbarungen zwischen zwei Individuen. Diese Vereinbarungen basieren auf Verhaltensweisen, Normen, Werten oder emotionalen Bedürfnissen und setzen Vertrauen und gegenseitige Verantwortung voraus. Da geht es beispielsweise um Themen wie sexuelle Treue, Rollenverteilung oder finanzielle Aspekte: «Ich gebe dir Sex, dafür bist du mir treu und schläfst nicht mit anderen Männern.» Oder «Ich kümmere mich um den Haushalt und du dich ums Geldverdienen».

Meistens funktionieren solche psychologischen Verträge zu Beginn einer Beziehung sehr gut, solange die Beziehungswelt noch in Ordnung ist. Man scheint sich auch ohne viele Worte zu verstehen, zumal man die Welt noch durch die rosarote Brille wahrnimmt.

Mit der Zeit jedoch können unterschiedliche Wertvorstellungen, unbefriedigte Bedürfnisse und vor allem auch unrealistische Erwartungen an der Beziehung nagen, weil wir die rosarote Brille ablegen und immer weniger bereit sind, über sogenannte «Defizite» hinwegzusehen.

Und schon fangen die Streitereien darüber an, wer was falsch macht, nichts tut oder zwingend tun sollte. Plötzlich wird es zum Problem, dass der Partner nicht gerne mit uns verreist, die Partnerin nicht gerne tanzt oder immer nur der eine von beiden die Wohnung aufräumt. Wir sind dann immer weniger bereit, auf Dinge zu verzichten, die uns wirklich wichtig sind und wir fangen an, aneinander zu zerren, in der Hoffnung der andere möge endlich nachgeben und tun, was wir von ihm erwarten.

Das kommt selten gut, denn meistens gewinnt dabei unser Ego, nicht aber unser Herz und schon gar nicht unsere Partnerschaft. Wenn es nur noch darum geht, wer stärker ist und recht behält, befinden wir uns in einem Machtkampf, der die Beziehung auf Dauer zermürbt statt stärkt. Wir dürfen deshalb für uns herausfinden, welche Eigenschaften, Dienste etc. für uns in einer Beziehung essenziell und deshalb nicht verhandelbar sind, und welche bei genauer Betrachtung diesen Kriterien nicht standhalten und optional sind.

Ist es zum Beispiel wirklich so wichtig, dass sich dein Partner am Haushalt beteiligt, obwohl er sehr viel arbeitet? Und ist es wirklich essenziell, dass man alle Ferien gemeinsam verbringt, obwohl der Partner auch mal allein in den Urlaub fahren möchte? Ist Monogamie wirklich das Nonplusultra, oder gibt es allenfalls realisierbare Alternativen, die den unterschiedlichen sexuellen Vorlieben beider Partner besser gerecht werden?

Die folgenden Fragen können bei solchen Herausforderungen Klarheit schaffen:

- Welche Werte und Bedürfnisse stecken hinter deinen Erwartungen? Geht es um Sicherheit, Verlässlichkeit, Fairness etc.? Warum glaubst du, das zu brauchen?

- Welche negativen Glaubenssätze und Ängste stecken allenfalls dahinter? Hast du Angst, ausgenutzt zu werden, den Partner zu verlieren oder zu kurz zu kommen?

- Welche impliziten Erwartungen, gesellschaftlichen Normen und tradierten Rollenbilder, die nicht deine eigenen sind, hast du verinnerlicht?

- Gibt es alternative Wege, wie deine (legitimen!) Bedürfnisse befriedigt werden können?

Die Antworten auf diese Fragen können den inneren Druck aufweichen und dir neue Perspektiven eröffnen, die vorher undenkbar waren. Du darfst deshalb lernen, zwischen zwingenden Erwartungen und nicht zwingenden Erwartungen zu unterscheiden – und letztere loslassen, der Beziehung zuliebe. Es fällt dir kein Zacken aus der Krone, wenn du unrealisierbare Erwartungen loslässt. Im Gegenteil, es ist ein Zeichen von Stärke und Weisheit zu erkennen, wenn das der richtige Weg ist.

Nicht immer ist das jedoch möglich. Manchmal gibt es Dinge, die für uns so wichtig sind, dass wir nicht die Erwartung loslassen können und sollen, *sondern vielleicht die Beziehung.* Die Kinderfrage zum Beispiel spaltet nicht wenige Paare, genauso wie etwa die Frage nach sexueller Treue oder dem Wohnort.

Wenn wir in essenziellen Fragen zu viele Kompromisse eingehen, riskieren wir auf Dauer sehr unglücklich zu werden und dadurch die Beziehung selbst zu gefährden, wie bereits in Kapitel 1 beschrieben.

Hier ist es wichtig, den Mut zu finden, um in erster Linie ehrlich mit sich selbst zu sein und keinen unrealistischen Erwartungen nachzuhängen. Kein einfaches Unterfangen, wenn man einen Menschen aufrichtig liebt. Es kann sich sehr quälend anfühlen, wenn man meint, sich zwischen einem Menschen und einem tiefen Bedürfnis entscheiden zu müssen.

In solchen Situationen ist es wichtig, gut in sich hineinzuhören, bei sich selbst zu bleiben und auch immer wieder das Gespräch mit dem Partner zu suchen, ohne Scheu vor einem möglichen Konflikt. Oft ergeben sich Lösungen, auf die man alleine nicht kommen würde. Egal, um welche Erwartungen es geht, redet miteinander und verhandelt so lange, bis es für beide stimmt.

Zusammengefasst:

- Die Erwartungen, die wir an unseren Partner haben, sind geprägt durch unsere persönlichen Erfahrungen mit anderen Bindungen, durch kulturelle Normen und Werte sowie durch unsere individuellen Bedürfnisse und Werte.

- «Psychologische Verträge» sind nicht ausdrücklich formulierte gegenseitige Erwartungen, Verpflichtungen oder Vereinbarungen. Sie beruhen auf Vertrauen und gegenseitiger Verantwortung.

- Lerne, zwischen essenziellen und nicht essenziellen Erwartungen zu unterscheiden.

- Analysiere den Hintergrund deiner (unrealistischen) Erwartungen.

- Lasse überhöhte oder unrealistische Erwartungen los.

4.2 Vergangenes loslassen

«Lerne loszulassen. Es ist der
Schlüssel zum Glück.»

Buddha

Seine Emotionen fühlen und dann wieder loslassen zu können, ist auch wichtig in Bezug auf schmerzhafte Erfahrungen aus früheren Beziehungen. Noch nicht vollständig integrierte Emotionen und Erfahrungen, mit bisherigen oder vergangenen Partnern, wie Wehmut, Melancholie, Hass oder Trauer, können es uns schwermachen, unsere Herzen ganz und gar für den neuen Partner zu öffnen. Dies ist besonders oft dann der Fall, wenn die Trennung sehr plötzlich oder unerwartet kam (z. B. durch den Tod des Partners), wenn wir sehr lange mit einem Partner zusammen waren oder wenn die Trennung von heftigen Konflikten geprägt war, etwa in Bezug auf Geld oder Kinder. Oder auch, wenn wir selbst die Trennung nicht wollten und keine stimmige Erklärung dafür erhalten haben, weshalb der Partner die Beziehung mit uns beendet hat.

Diese unverarbeiteten Emotionen können sich als Blockaden äußern, die den Blick auf die neue Partnerschaft verschleiern können. Es kann sein, dass deine Freude über deine neue Beziehung gedämpft ist und du dich deinem neuen Partner oder deiner neuen Partnerin gegenüber (noch) nicht richtig öffnen kannst.

Kennst du das vielleicht? Eventuell wirst du durch den neuen Partner ständig an den bisherigen erinnert, im positiven wie im negativen Sinne, du ziehst stille oder auch offene Vergleiche oder du schreibst dem neuen Partner (negative) Eigenschaften und Fehler zu, die schlicht nicht stimmen.

Oft spürt die neue Partnerin oder der neue Partner, wenn man «noch nicht ganz angekommen ist» in der neuen Beziehung und nicht wirklich bereit ist sich zu öffnen, aus Angst wieder verletzt, hintergangen oder verlassen zu werden. Das kann deinen Partner sehr verunsichern, da er dann nicht so richtig weiß, wo er bei dir steht. Wenn du genau in dich hineinfühlst – *hast du dein Herz für deinen (neuen) Partner wirklich ganz und gar geöffnet?* Empfindest du Freude, Zuversicht und Optimismus, wenn du an deine (neue) Beziehung und deinen Partner denkst? Oder sind da noch Angst, Schmerz und Verletzung aus früheren Erfahrungen?

Es geht nicht darum, die Tür hinter einer vergangenen Partnerschaft zuzuschlagen, einen anderen Menschen zu vergessen oder gar aus seinem Leben zu verbannen. Wie bereits im Kapitel über unsere Emotionen beschrieben, geht es darum, alles zu bejahen und zu durchfühlen, was sich in Bezug auf bisherige Partner beziehungsweise Beziehungen zeigt, um die Erfahrung integrieren und wertschätzen zu können. Denn jede Beziehung und jede Erfahrung hat ihren Wert, auch die schmerzhaften, und du darfst diese anerkennen – selbst dann, wenn du den Wert noch nicht sehen kannst.

Irgendwann wirst du so weit sein, die wertvolle Lektion darin zu erkennen. Denn das Leben geschieht *für* dich – nicht gegen dich! Wenn du diesen wichtigen Schritt getan hast, wirst du sicher bereit sein, dein Herz für einen neuen Menschen ganz zu öffnen.

Anita war fünf Jahre mit Florian liiert, als dieser im Alter von 55 Jahren ganz plötzlich an einem Herzinfarkt starb. Für Anita war dies ein Schock und ein Riesenverlust. Sie brauchte Jahre, um sich davon zu erholen, denn Florian war ihre große Liebe. Ein paar Jahre nach Florians Tod hatte Anita zwar wieder einen Freund, Walter, aber die Beziehung war von kurzer Dauer, da Anita sich ihm nie ganz öffnen konnte. Sie hing emotional noch zu sehr an Florian. So sehr sich Walter auch bemühte, er kam nie wirklich an Anita heran. Zu groß war ihre Angst, wieder einen geliebten Menschen auf so dramatische Weise zu verlieren und den gleichen Schmerz nochmals durchfühlen zu müssen. Nach wenigen Monaten hat Anita die Beziehung mit Walter deshalb beendet. Seither lebt Anita allein, denn sie hat sich nie mehr auf eine Beziehung eingelassen.

Ich selbst kenne das aus eigener Erfahrung. Die Trennung von meinem Ex-Mann war ein schwieriger und langjähriger Prozess, der uns beide viele Tränen und viel Energie gekostet hat. Noch heute gibt es Momente, in denen Melancholie und Trauer hochkommen, zumal wir zwei gemeinsame Kinder haben, welche die Trennung ebenfalls mitgenommen hat.

Das Verarbeiten von Emotionen ist ein stetiger Prozess, der oft seine Zeit braucht – das ist ok so. Wichtig ist einfach, dass du dir deine Gefühle bedingungslos eingestehst, sie willkommen heißt und sie durchfühlst, wie bereits in Kapitel 3 beschrieben. Wenn du dies beherzigst, wirst du dich schnell leichter fühlen. Falls das aber noch nicht reicht, um deine belastenden Emotionen aus bisherigen Beziehungen zu verarbeiten, kann dir die nächste Übung helfen.

Übung 12 – Dankesbrief an deine/n Ex

Diese Übung hilft dir zu erkennen, wofür du deinem Ex-Partner dankbar sein und was du loslassen darfst.

1. Nimm ein leeres Blatt Papier und überlege dir, was du an deiner ehemaligen Beziehung respektive an deinem Ex-Partner geschätzt hast. Formuliere das in Form eines Briefes an ihn/sie.

2. Überlege dir, welche Situationen und Momente in eurer Beziehung schwierig oder schmerzhaft waren und du dir eventuell anders gewünscht hättest, oder du daraus gelernt hast. Beschreibe das ebenfalls.

3. Überlege dir, was du deinem Ex-Partner sonst noch gerne sagen möchtest.

4. Verfasse eine Verabschiedung von deinem Ex-Partner, lass ihn/sie beziehungsweise die Beziehung bewusst los.

5. Falte den Brief und nimm ihn auf einen Spaziergang in den Wald
   mit. Jetzt kannst du ihn entweder vergraben, verbrennen oder
   einem Fluss übergeben – je nachdem, was dir am ehesten entspricht. Wichtig ist einfach, dass du dies bewusst und mit der
   Absicht tust, loszulassen.

Zusammengefasst:

- Seine alte Beziehung loszulassen und zu verarbeiten kann insbesondere dann schwerfallen, wenn die Trennung plötzlich kam,
  wenn sie hochstrittig verlief oder einseitig gewünscht war und es
  keine schlüssige Erklärung gibt.

- Unverarbeitete Gefühle aus vorangegangen Beziehungen können
  die neue Beziehung blockieren.

- Dein neuer Partner ist nicht gleich wie der alte – übertrage keine
  Eigenschaften auf ihn.

- Nimm deine unverarbeiteten Gefühle und Emotionen an und
  lass sie dann bewusst wieder los.

4.3 Deinem Partner verzeihen

Kaum ein Gefühl kann einen innerlich mehr «auffressen» als Groll und die Unfähigkeit, jemandem zu verzeihen. Wenn du dich auf irgendeine Art ungerecht oder schlecht von deinem (ehemaligen) Partner behandelt fühlst – vielleicht, weil er dein Vertrauen missbraucht hat, weil er sich dir gegenüber nicht korrekt verhalten hat etc. – fühlst du dich vermutlich traurig, irritiert, wütend oder auch verzweifelt. Vielleicht sind da sogar Hassgefühle gegenüber deinem (ehemaligen) Partner.

Es gibt natürlich Verhaltensweisen, die objektiv betrachtet, nicht tolerierbar sind und verständlicherweise Frust, Trauer oder Wut auslösen: physische oder emotionale Gewalt, Seitensprünge oder Ähnliches können sehr traumatische Erfahrungen sein. Es ist normal, gesund und notwendig, in solchen Situationen klar Stellung zu beziehen, Grenzen zu setzen und Wiedergutmachung einzufordern. Es ist menschlich, dass in solchen Situationen starke Emotionen aufkommen, die man später verarbeiten muss. Dies ist ein Prozess, der seine Zeit in Anspruch nimmt und nehmen darf. Anerkenne deine Emotionen, sie sind legitim. Durchfühle sie. Es bringt nichts, sie zu unterdrücken.

Gleichzeitig darfst du dich fragen, weshalb bestimmte Erfahrungen vergleichbar starke Gefühle und Emotionen in dir auslösen:

- An wen oder was in der Vergangenheit erinnert dich das Geschehene?

- Was hat zu dieser Situation geführt?

- Was war allenfalls dein Anteil an der Situation?

- Gibt es da vielleicht wiederkehrende Muster?

- Was kannst und darfst du allenfalls daraus lernen?

Wenn etwas in der Beziehung passiert, das uns verletzt, ist nie nur einer der Täter und der andere das Opfer. In einer Beziehung beeinflussen wir uns gegenseitig. Unsere Interaktionen sind zirkulär, das heißt: Es ist oft schwierig (und nicht immer nötig) herauszufinden, was der ursprüngliche Auslöser für etwas war, das in Schieflage geraten ist.

Gemäß dem Gesetz der Anziehung ziehen wir das in unser Leben, was wir uns mit unseren Gedanken und unbewussten Glaubenssätzen aussenden. Wenn ich unbewusst glaube, es nicht Wert zu sein, gut und liebevoll behandelt zu werden, ziehe ich mit großer Wahrscheinlichkeit jemanden in mein Leben, der mich lieblos behandelt.

DAS UNIVERSELLE GESETZ VON URSACHE & WIRKUNG

Dieses Gesetzt besagt, dass jede Handlung, Entscheidung oder Ursache eine Wirkung nach sich zieht. Demnach gibt es keine Wirkung ohne Ursache.

Wir ernten, was wir säen respektive worauf wir den Fokus legen. Achte deshalb gut auf deine Gedanken und deine Worte. Sie haben eine Wirkung.

Hier geht es nicht darum, die Schuld für ein Fehlverhalten dem Opfer zuzuschieben oder das Fehlverhalten zu banalisieren oder zu rechtfertigen. Es geht darum hinzuschauen, welche Faktoren dazu beigetragen haben, dass ich mich jetzt in einer schwierigen oder schmerzhaften Lage befinde – vor allem, weil es sein könnte, dass ich immer wieder ähnliche Erfahrungen in mein Leben ziehe.

Vielleicht ist da ein Glaubenssatz, den ich in meiner Kindheit entwickelt habe, weil mich meine Eltern lieblos behandelt haben und ich wiederhole so unbewusst dieses Muster. Oder ich bin der (unbewussten) Überzeugung, dass alle Männer früher oder später ihre Frauen betrügen und mache dann in meinen Beziehungen genau diese schmerzhafte Erfahrung (immer wieder). Wie du solche Glaubenssätze oder Muster erkennst, haben wir in den vorherigen Kapiteln ja bereits angeschaut.

Erkenne deinen eigenen Anteil am Geschehenen und damit deine Macht zur Veränderung.

Wir sind nie nur Opfer, und ein Täter ist nie nur ein Täter – mit dem, was wir bewusst oder unbewusst aussenden und tun, kreieren wir unsere Wirklichkeit. Auf den ersten Blick mag diese Erkenntnis vielleicht Widerstand und Unglauben auslösen. Darin liegt aber auch die Macht, unsere Gefühlswelt und unser Leben positiv zu verändern. Wenn wir unserem Partner einen Fehltritt verzeihen, tun wir in erster Linie uns selbst einen Gefallen, denn wir befreien uns von den belastenden Gefühlen und der Ohnmacht der Opferrolle.

Auch wenn die Opferrolle viele Vorteile bringt – wir müssen dann keine Verantwortung übernehmen, können uns selbst als unschuldig, hilflos oder moralisch überlegen darstellen und erhalten vielleicht Aufmerksamkeit sowie Sympathie – so hat sie doch überwiegend negative Auswirkungen. Langfristig fühlen wir uns in der Opferrolle hilflos, sind nur eingeschränkt handlungsfähig und viel weniger glücklich sowie zufrieden.

Statt in der Opferhaltung zu verharren, suchen wir besser nach Wegen, wie wir uns daraus befreien und unserem Partner verzeihen können. Was nicht bedeutet, dass wir einfach so weitermachen wie vorher – vielleicht braucht es ein ehrliches Gespräch über notwendige Veränderungen in der Beziehung, oder vielleicht braucht es sogar den Schritt in die Trennung – die Antwort auf diese Fragen weißt nur du.

Dem anderen zu verzeihen, ist aber auf jeden Fall ein Akt der Selbstliebe, denn wir entfernen die dunklen Wolken der negativen Emotionen und erlauben uns, die uns innewohnende Liebe wieder zu spüren. Das unten aufgeführte Vergebungsritual aus Hawaii hilft euch dabei.

Übung 13 – Ho'Oponopono

Dies ist ein hawaiianisches Vergebungsritual, dessen Worte eine tiefe Wirkung entfalten, wenn man sich ehrlich darauf einlässt. Du kannst sie aufschreiben, innerlich für dich selbst rezitieren oder deinem Partner mündlich sagen, wenn du ihn oder sie durch dein Verhalten verletzt hast (dies hat eine besonders starke Wirkung). Du kannst das Ritual auch dafür verwenden, dir selbst zu verzeihen. Und natürlich könnt ihr das Ritual anwenden, um nach einem Streit wieder aufeinander zuzugehen.

Wichtig dabei ist, dass ihr die Worte ehrlich meint:

1. Es tut mir leid (dass ich x getan habe)

2. Bitte verzeih' mir (oder ich verzeihe mir)

3. Ich liebe dich (oder ich liebe mich)

4. Danke (für diese Erfahrung, durch die ich wachsen durfte; und dafür, dass du in meinem Leben bist)

Zusammengefasst:

- Dem anderen zu verzeihen hilft in erster Linie dir selbst, um aus der Opfer-Spirale herauszukommen und dein Leben wieder selbstbestimmt zu leben.

- Die Opferrolle hat nur auf den ersten Blick Vorteile. Langfristig hat sie viele Nachteile: sie macht uns handlungsunfähig und unglücklich.

- Was wir (unbewusst) aussenden, kommt in irgendeiner Form zu uns zurück.

- Frage dich ehrlich, was dein Anteil an der schwierigen Situation war – wir sind nie nur Opfer oder nur Täter.

4.4. Dir selbst verzeihen

Meistens sind wir uns selbst gegenüber viel kritischer und unnachgiebiger als anderen Menschen gegenüber, wenn wir einen Fehler gemacht oder jemanden verletzt haben. Wir vergessen oft, dass wir nicht nur «Täter» sind: Wir sind Menschen mit Fehlern und Unzulänglichkeiten, und das dürfen wir sein.

Wichtig ist, dass wir die darunterliegenden, nicht befriedigten Bedürfnisse erkennen, die zu unserem eigenen Fehlverhalten geführt haben.

Wenn du einen groben Fehler gemacht hast, den du dir nicht verzeihen kannst, darfst du dir die gleichen Fragen stellen wie im vorherigen Kapitel:

- An wen oder was in der Vergangenheit erinnert dich das Geschehene?

- Was war dein Anteil an der Situation?

- Gibt es wiederkehrende Muster?

- Welches darunterliegende Bedürfnis ist da, das unerfüllt geblieben ist?

- Welche Grenze wurde zuvor allenfalls überschritten?

- Was kannst und sollst du allenfalls daraus lernen?

Wenn du Antworten auf diese Fragen findest, werden die Zusammenhänge womöglich klarer und du kannst erkennen, dass du in der Situation so gut gehandelt hast, wie du in der Lage warst. Wir alle geben zu jedem Zeitpunkt immer das Beste, das wir geben können. Das dürfen wir anerkennen.

Unser Bestes ist für andere Menschen aber nicht immer gut genug, wie sehr wir uns auch bemüht haben. Wenn wir geboren werden, sind wir reine Liebe und Unschuld. Doch im Laufe des Lebens machen wir alle Fehler oder verletzen andere – beabsichtigt oder unbeabsichtigt: Niemand ist mehr unschuldig, so sehr wir uns das auch wünschen.

Wenn wir es uns zugestehen, ganz Mensch zu sein, mit all unseren Unzulänglichkeiten, und uns so anzunehmen, wie wir sind, sind wir einen großen Schritt weiter gekommen in unserer Entwicklung. Wir können aus der Opfer-Täter-Spirale aussteigen, Verantwortung für unser Handeln übernehmen und das Ruder unseres Lebens wieder in die Hand nehmen. Selbstliebe ist der Schlüssel, um sich selbst zu verzeihen. In dem Moment, in dem du dich (wieder) selbst liebst – mit deinen Fehlern –, leistest du einen Beitrag zur Bewusstwerdung der Menschen. Denn du bist Teil des Großen Ganzen und durch das unsichtbare Netz der bedingungslosen Liebe, die Gott ist, sind wir alle miteinander verbunden.

Amando realisierte schon früh in seinem Leben, dass er gerne mit Frauen flirtete – gern auch mit mehreren gleichzeitig. Er fühlte sich dann begehrt und stark. Als er mit 24 Luisa kennenlernte und eine feste Beziehung einging, nahm er sich fest vor, ihr treu zu bleiben.

Das ging eine Weile gut, bis sich erste Konflikte in der Beziehung zeigten. Amando fühlte sich zunehmend unverstanden und frustriert in seiner Beziehung mit Luisa, sodass er sich irgendwann auf eine andere Frau einließ, was ihm ein gutes Gefühl gab. Aus der einen Frau wurden mit den Jahren mehrere. Meist waren es nur Flirtereien oder «nur» ein Kuss, manchmal aber auch mehr. Irgendwann holte Amando das schlechte Gewissen ein und er beichtete Luisa alles. Seine Beichte war für Luisa ein großer Schock und löste tiefe Trauer, Wut und Hilflosigkeit aus. Sie fühlte sich verständlicherweise betrogen. Ihr Vertrauen in ihn und ihre Beziehung war zerstört. Die beiden holten sich Unterstützung durch eine Paartherapeutin und lernten Schritt für Schritt, ihre Konflikte auf kooperative Weise zu lösen. Luisa lernte Amando wieder zu vertrauen und ihm zu verzeihen. Sich selbst zu verzeihen fiel Amando anfangs sehr schwer, er machte sich große Vorwürfe, seine Partnerin so verletzt zu haben. Es dauerte Jahre, bis er in der Lage war, wieder in den Spiegel zu schauen und nicht in Selbstverurteilungen zu versinken. Aber die Liebe, die sie füreinander empfanden, half ihm über die Selbstvorwürfe hinweg.

Vielleicht fällt es dir leichter, dir selbst zu verzeihen, wenn du die betroffene Person zuerst um Verzeihung bittest. Wenn du aufrichtiges Bedauern und Reue über das Fehlverhalten zum Ausdruck bringst, kann das dich und die betroffene Person entlasten: Du konntest um Vergebung bitten, während die andere Person Anerkennung für ihren Schmerz bekommt.

Diese Übung hilft dir, all die negativen Gedanken, Erinnerungen und Emotionen über dich selbst loszulassen, die du mit dir rumschleppst.

Die Übung braucht etwas Zeit und führt dich nach draußen. Du begibst dich auf einen Spaziergang an einen Ort, wo es einen Bach, einen Teich oder einen See gibt. Nebst dem Wetter angepasste Kleidung brauchst du einen leeren Rucksack (sowie etwas zu trinken und Proviant für dich). Für jede negative Emotion und jeden negativen Gedanken über dich selbst sammelst du auf deinem Weg einen Stein und legst ihn in deinen Rucksack. Mit der Zeit wird dein Rucksack immer schwerer – wieviel Ballast du doch mit dir rumgetragen hast!

Wenn du genügend Steine gesammelt und an dem Gewässer angekommen bist, öffnest du deinen Rucksack und nimmst den ersten Stein in die Hand. Überlege dir kurz, für welche Emotion oder welchen Gedanken der Stein steht und wirf ihn bewusst ins Wasser – lass die Emotion oder den Gedanken dabei los. Vielleicht magst du das mit Kraft und Nachdruck tun, vielleicht aber auch sanft. Das ist dir überlassen. Verfahre so mit jedem Stein, bis der Rucksack leer ist.

Bevor du den Ort verlässt, bedanke dich beim Wasser dafür, dass es dir geholfen hat, dich vom emotionalen Ballast zu befreien.

Zusammengefasst:

- Keiner ist unschuldig – als Menschen machen wir alle Fehler.

- Wir geben zu jedem Zeitpunkt unser Bestes, auch wenn das nicht immer gut genug ist für andere, so sehr wir uns auch bemühen.

- Sich selbst zu verzeihen ist ein Akt der Selbstliebe, der positiven Einfluss auf dein Umfeld hat.

- Um Verzeihung zu bitten kann dich und dein Gegenüber entlasten.

Teil 2 – Die Beziehung zu deinem Partner

Hermann Hesse

Wenn du bis hierhin gelesen hast, hast du dich intensiv mit dir selbst auseinandergesetzt und ein tieferes Verständnis deiner Bedürfnisse, Muster und Prägungen erlangt. Du hast es gewagt hinzuschauen, hinzufühlen und die Verantwortung für dein Denken, Fühlen und Handeln zu übernehmen. *Respekt!* Es ist einfacher, wegzuschauen und andere für sein Unglück verantwortlich zu machen, als sich selbst zu hinterfragen.

Im zweiten Teil schauen wir uns nun an, welche Fähigkeiten es braucht, um deine Beziehung so zu gestalten, dass ihr beide zufrieden und glücklich seid. Hier geht es um Interaktionen mit deinem Partner, ums aktive Tun, ums Kommunizieren und sich gegenseitig unterstützen. Wir befassen uns damit, wie ihr euch gegenseitig verstehen lernt, eure

Dankbarkeit zum Ausdruck bringen und euch eure Liebe zeigen könnt. Es geht hier also um aktive Beziehungspflege und das Entwickeln von Kompetenzen, die es für eine erfüllende Partnerschaft braucht.

Bist du bereit, deinen Beitrag zu einer erfüllenden Beziehung zu leisten?

Schlüssel # 5: Achtsam miteinander kommunizieren

Die Art und Weise, wie wir miteinander kommunizieren, beeinflusst die Qualität unserer Beziehung und damit auch unser Wohlbefinden. Nicht immer wissen wir jedoch, wie wir uns so ausdrücken können, dass unser Gegenüber uns versteht und wir ihn oder sie mit unseren Worten nicht verletzen. Dieses Kapitel macht auf kommunikative Fallstricke aufmerksam und liefert dir die Werkzeuge, die es für eine achtsame und wirkungsvolle Kommunikation in der Beziehung braucht.

5.1 Die Macht der Worte und Gesten erkennen

«Schöne Worte sind wie schöne
Farben – sie wirken.»

Ernst Ferstl

Wir alle kennen das wohl: Manchmal reicht ein falsches Wort zum falschen Zeitpunkt oder im falschen Ton und unsere Stimmung ist dahin. Oder wir brechen einen Streit vom Zaun, weil wir eine Aussage oder eine Geste falsch interpretieren oder nicht verstehen. Die Worte, die wir wählen, haben einen großen Einfluss auf unsere Mitmenschen: Je lauter, respekt- und liebloser wir mit unserem Partner reden, desto mehr ziehen wir unsere Beziehung in Mitleidenschaft. Dies gilt ebenso für Interpretationen: je mehr wir in die Worte und Gesten des Gegenübers hineininterpretieren, ohne nachzufragen, desto mehr gerät die Kommunikation in Schieflage.

Dabei wünschen wir uns alle, von unserem Partner respektvoll behandelt und verstanden zu werden. Dann fühlen wir uns geborgen, sicher und seelisch nahe. Dann sind wir in der Lage, uns dem anderen gänzlich zu öffnen – weil wir im Vertrauen sind, dass er oder sie uns mit seinen oder ihren Worten nicht verletzen wird.

Allerdings gelingt das nicht immer, weder uns selbst noch unserem Partner. Manchmal sind wir unachtsam, gestresst oder zu wenig präsent. Ein Blick, eine Geste oder eben ein falsches Wort können dann ausreichen, um jemanden tief zu verunsichern und die Kommunikation zwischen zwei Liebenden zu blockieren. Dies gilt umso mehr für sehr feinfühlige Menschen, die selbst feine Unterschiede in Mimik, Gestik und Tonalität wahrnehmen. Man «kann deshalb auch nicht *nicht* kommunizieren», wie Paul Watzlawick so schön gesagt hat; auch Unausgesprochenes ist eine Form der Kommunikation. Worte, genauso wie Gedanken, sind eine Energieform, die eine Wirkung entfalten. Sehr sensible Menschen spüren die energetische «Ladung» von Worten sogar auf der körperlichen Ebene, im positiven wie im negativen Sinne.

DAS UNIVERSELLE GESETZ DER SCHWINGUNG

Alles im Universum ist Energie und ständig in Bewegung. Worte, Gedanken und Emotionen sind Energie und schwingen auf einer bestimmten Frequenz. «Schwere» Emotionen wie Angst, Wut oder Scham haben eine tiefere Schwingung, während Liebe, Freude oder Dankbarkeit eine höhere Schwingung haben und sich leichter anfühlen. Wenn du zum Beispiel Fülle in dein Leben ziehen möchtest, musst du das Gefühl der Fülle in dir spüren und auf der entsprechenden Frequenz schwingen. Dieses Gesetzt besagt außerdem, dass sich alles im Universum ständig verändert. Es bringt nichts, an etwas Vergangenem festzuhalten.

Studien zeigen, dass Paare mit Beziehungsschwierigkeiten fast immer Kommunikationsprobleme haben. In diesem Kapitel wollen wir deshalb der Frage nachgehen, wie wir unsere Anliegen und Bedürfnisse so mitteilen können, dass sie beim Gegenüber positive Gefühle und die Bereitschaft zur Kooperation auslösen, statt Stress und Widerstand.

Cyrill ist eigentlich ein sehr ruhiger Typ und seine Beziehung zu Melina ist von viel gegenseitiger Liebe und Verständnis geprägt. Melina ist ein sehr feinfühliger Mensch und ihr ist eine wertschätzende, liebevolle Kommunikation extrem wichtig. Deshalb hat sie sich in Cyrill verliebt, denn mit seiner ruhigen und reflektierten Art hat er ihr Vertrauen sowie ihre Liebe gewonnen. Allerdings kommt es in letzter Zeit ab und zu vor, dass Cyrill sich über Melina ärgert und dann im Affekt ein böses Wort sagt. Dieses trifft Melina meist unerwartet, da die beiden ja normalerweise eine sehr achtsame Kommunikation pflegen. Böse Worte fühlen sich für sie an wie Pfeile mit Gift, das sich in ihrem ganzen Körper ausbreitet. Sie braucht manchmal Stunden, bis sich ihr Körper beziehungsweise ihr Nervensystem von dem Gefühl befreien kann. Es fällt ihr dann schwer, wieder auf Cyrill zuzugehen.

Es braucht erwiesenermaßen fünf positive Interaktionen mit einem Menschen, um eine einzige negative zu neutralisieren. Nach einem Vorwurf oder bösen Wort sollten wir also fünf positive Dinge tun oder sagen, um das wieder auszubalancieren, wie etwa das Geschirr wegzuräumen, aktiv zuzuhören oder den Partner zu umarmen. Dies verdeutlicht, wie sehr wir darauf achten sollten, wie wir mit unserem Partner reden. Unser Gehirn gewichtet und speichert negative Erlebnisse viel stärker als positive, um uns vor künftigen Verletzungen zu bewahren – quasi als Alarmsystem.

> *Jedes Mal, wenn wir mit unserem Partner lieblos, laut, aggressiv oder desinteressiert umgehen, lösen wir in ihm oder ihr negative Gefühle aus, was das Gehirn als negatives Erlebnis abspeichert.*

Wenn sich diese Art der Kommunikation in einer Partnerschaft häuft, kann dies verschiedene Folgen haben: Das gegenseitige Vertrauen kann erheblich leiden, emotionale Verletzungen bis hin zu Traumata können die Folge sein. Lieblose Kommunikation kann auch ein Gefühl der Ablehnung, Vernachlässigung und Wertlosigkeit hervorrufen. Es kann dadurch zu mehr Konflikten, aber auch zu einer zunehmenden Entfremdung zwischen den Partnern kommen. Die Qualität deiner Beziehung kann sich enorm verbessern, wenn du lernst, auf zugewandte, kooperative und liebevolle Weise zu kommunizieren und Missverständnisse zu klären. Je mehr positive Aspekte du mit deinem Partner verbindest, wie zum Beispiel eine gute Kommunikation, desto wertvoller wird die Beziehung für dich.

Aus diesen Gründen befassen wir uns in diesem Kapitel intensiv damit, was in der Kommunikation schieflaufen kann und wie wir uns so ausdrücken können, dass wir einander verstehen. Dieser Abschnitt des Buches liefert deshalb Kommunikationsübungen, die dir helfen werden, die schwierigsten Kommunikationsklippen zu umschiffen.

Zusammengefasst

- Worte haben Macht und sind eine Form der Energie.

- Ein einziges (falsches) Wort oder eine falsche Geste können starke Emotionen hervorrufen.

- Man kann nicht *nicht* kommunizieren.

- Die Art und Weise, wie wir mit unserem Partner reden, hat einen großen Einfluss auf das Wohlbefinden jedes Einzelnen und die Qualität der Beziehung.

- Lieblose Kommunikation schafft Distanz, führt zu Vertrauensbruch und emotionalen Verletzungen. Achtsame Kommunikation führt zu mehr Zufriedenheit in der Beziehung.

5.2 Missverständnisse & Interpretationen auflösen

Jiddu Krishnamurti

Stell dir folgende Situation vor: Du kommst am Abend nach der Arbeit etwas später als sonst nach Hause und dein Partner empfängt dich mit den Worten: «Du kommst aber spät nach Hause!» *Was löst das in dir aus? Hörst du Besorgnis aus den Worten deines Partners oder eher einen Vorwurf? Oder gar einen Appell, am nächsten Tag früher nach Hause zu kommen? Und wie würdest du darauf reagieren?*

Je nachdem, wie du die Aussage deines Partners interpretierst, kann daraus ein handfester Streit werden. *«Wie hat sie das gemeint? Ständig kritisiert sie mich! Nie kann ich es ihr recht machen!»*

Wie wir anhand der letzten Kapitel erkennen konnten, ist die Kommunikation zwischen zwei Liebenden oft überfrachtet mit Erwartungen, Empfindungen und Mustern aus der Vergangenheit – was schnell dazu führen kann, dass wir Botschaften falsch verstehen oder interpretieren. Um das anhand des Beispiels von oben zu erklären: Je nach Vorgeschichte, die dein Partner mitbringt, tendiert er zu einer anderen Interpretation deiner Aussage. Kam sein Vater zum Beispiel oft spät von der

Arbeit nach Hause und seine Mutter war jeweils besorgt, kann es sein, dass dein Partner auch mit Besorgnis auf dein Zuspätkommen reagiert. Wenn seinem Vater zum Beispiel Pünktlichkeit wichtig war und dein Partner selbst Vorwürfe hörte, wenn er selbst mal zu spät kam, könnte es sein, dass dein Partner auf dein Zuspätkommen auch mit einer Vorwurfshaltung reagiert. Die Reaktion auf, und die Interpretation von Aussagen ist deshalb stark geprägt von unserer Vorgeschichte.

Wie Friedeman Schulz von Thun erklärt, können wir jede Botschaft auf mindestens vier verschiedene Arten interpretieren oder «hören»: **Das oben geschilderte Beispiel können wir deshalb wie folgt hören respektive interpretieren:**

- **Auf dem «Beziehungsohr»:** Du könntest die Aussage so verstehen, dass dein Partner daran zweifelt, dass er oder die Beziehung wichtig sind für dich.

- **Auf dem «Selbstoffenbarungsohr»:** Auf diesem Ohr hörst du raus, dass sich dein Partner gewünscht hätte, du wärst früher nach Hause gekommen. Er/Sie hat sich vielleicht sogar Sorgen gemacht, dass etwas passiert sein könnte. Die Aussage verrät also primär etwas über den Sprechenden selbst.

- **Auf dem «Appellohr»:** Vielleicht ist der Satz in deinen Augen als Appell oder Aufforderung gemeint: «Komm bitte jeweils früher nach Hause».

- **Auf dem «Sachohr»:** Auf der rein sachlichen Ebene bedeutet der Satz schlicht, dass du spät nach Hause gekommen bist (vermutlich später als sonst) – ohne emotionalen Unterton.

Deine Interpretation und Reaktion auf eine Aussage werden den weiteren Verlauf des Gesprächs bestimmen, wie das nachfolgende Beispiel demonstriert:

Tom kommt nach einem anstrengenden Arbeitstag nach Hause, wo er die Küche in einem unaufgeräumten Zustand vorfindet. Das ärgert ihn, da er Wert auf Ordnung und Sauberkeit legt. Kaum kommt er zur Tür herein, sagt er deshalb zu seiner Partnerin Jessica: «Die Küche sieht ja schon wieder wie ein Saustall aus!» Woraufhin Jessica entgegnet: «Ich habe keine Lust mehr, mir jeden Abend anhören zu müssen, wie unfähig ich bin. Auch ich hatte einen vollen Tag!» Offensichtlich hat Jessica die Botschaft auf dem «Beziehungsohr» verstanden: Aus Toms Ausruf hat sie herausgehört, dass Tom sie für unfähig respektive eine «unfähige oder unzuverlässige» Partnerin hält. Sie hat die Tendenz, Toms Äußerungen auf diesem Ohr zu hören, weil ihre Mutter sie früher oft als faul und zu «nichts zu gebrauchen» bezeichnet hat. Wenn sie heute ähnliche Sätze hört, springt bei ihr sofort dieser Mechanismus an. Was Tom eigentlich sagen wollte ist eine Ich-Botschaft, nämlich: «Ich fühle mich nicht wohl bei Unordnung in der Küche, weil ich ein ordnungsliebender Mensch bin. Ich wäre deshalb sehr froh und dankbar, die Küche ordentlich vorzufinden, wenn ich nach Hause komme.»

Dieses Beispiel zeigt auf, wie schnell man sich missverstehen kann. *Bestimmt kennst du das selbst aus eigener Erfahrung?*

> **Oft interpretieren oder beurteilen wir statt zu beobachten, was zu Unstimmigkeiten, Frust oder Abwehrhaltungen führen kann.**

Es ist deshalb wichtig, allfällige Missverständnisse so rasch als möglich zu klären. *Wer mag es schon, be- oder gar verurteilt zu werden?*

Um Missverständnisse aufzulösen und Interpretationen zu vermeiden, haben sich folgende Vorgehensweisen bewährt:

- Spiegle deinem Partner, was du gehört hast und frage nach, ob es so (oder anders) gemeint war.

- Fasse zusammen, was du gehört hast.

- Beschreibe, was für Gefühle das Gesagte in dir auslöst.

In dem Beispiel von oben hätte Jessica zum Beispiel fragen können: *«Wie meinst du das? Hättest du von mir erwartet, dass ich die Küche aufräume, bevor du nach Hause kommst?»* So hätte Tom die Chance gehabt, genauer zu erklären, was in ihm vorgeht. Oder sie hätte sagen können: *«So, wie du das sagst, fühle ich mich angegriffen. Was genau wolltest du mir sagen?»*

Interpretationen sind tückisch, weil sie sehr oft negative Gefühle in uns auslösen.

> **Wir leiden, weil wir Situationen auf eine bestimmte Art und Weise bewerten – und nicht, weil Situationen per se schwierig sind.**

Deshalb ist die höchste Form der menschlichen Intelligenz *nur zu beobachten statt zu bewerten.*

Die allermeisten Situationen, die wir im Leben zu meistern haben, sind objektiv betrachtet, nicht lebensbedrohlich, aber durch unsere Prägungen, Wunden und Muster interpretiert und bewertet unser

Unterbewusstsein respektive das Limbische System Situationen innerhalb von Millisekunden oft als bedrohlich. Unsere verbale Reaktion auf diese Bewertung lässt meist nicht lange auf sich warten, weil unser Limbisches System übernimmt (siehe auch Kapitel 2).

Die Kunst ist es, deine innere Reaktion auf Äußerungen deines Partners zu beobachten, allfällige Bewertungen zu «neutralisieren» und nachzufragen, wenn du unsicher bist, wie dein Partner etwas gemeint hat. Vielleicht hilft dir das Vier-Ohren-Modell herauszufinden, ob du Äußerungen deines Partners tendenziell auf dem gleichen Ohr hörst – das kann helfen, allfälligen Mustern oder Triggern auf die Spur zu kommen. So gelingt es dir mit der Zeit, adäquater auf Situationen und Äußerungen zu reagieren und eure Kommunikation liebevoller sowie bewusster zu gestalten.

Übung 15 – Botschaften richtig verstehen

Wenn dein Partner oder deine Partnerin etwas sagt, das für dich unklar ist, überlege dir, auf welchem der «vier Ohren» du die Botschaft verstehst:

1. Auf dem Appellohr

2. Auf dem Beziehungsohr

3. Auf dem Selbstoffenbarungsohr

4. Auf dem Sachohr

Überlege dir in einem zweiten Schritt, wie die Botschaft sonst noch gemeint sein könnte.

Frage im Zweifelsfall nach. Und überlege dir auch, ob du bei deinem Partner die Tendenz hast, Botschaften oft auf einem bestimmten Ohr zu hören und was du künftig tun kannst, um Missverständnisse zu vermeiden.

Zusammengefasst:

- Unsere Kommunikation ist von Mustern, Erwartungen und Interpretationen geprägt. Dies führt dazu, dass wir Botschaften manchmal falsch verstehen oder interpretieren.

- Jede Botschaft kann auf vier Ohren gehört werden – dem Sachohr, dem Appellohr, dem Selbstoffenbarungsohr und dem Beziehungsohr.

- Vermeide Interpretationen und Beurteilungen – frag' nach, wenn etwas nicht klar ist oder dich etwas verletzt, fasse zusammen, was du gehört hast, oder spiegle deinem Gegenüber, was für Gefühle das Gesagte in dir auslöst. So trägst du zur Klärung einer Situation bei.

5.3 Kommunikationsblockaden vermeiden

«Wo immer Sprache eint,
trennt sie zugleich.»

Georg-Wilhelm Exler

Wie schnell unbeabsichtigte Missverständnisse entstehen und wie schnell wir Dinge falsch interpretieren, haben wir im vorherigen Kapitel erörtert. In diesem Kapitel wollen wir anschauen, welche Kommunikationsweisen sehr oft zu Missverständnissen, Frust und Schwierigkeiten in der Kommunikation führen können. Dazu bedienen wir uns der zwölf Kommunikationsblockaden nach Thomas Gordon.

DIE 12 KOMMUNIKATIONSBLOCKADEN
nach Thomas Gordon

1. **Befehlen, anordnen, bestimmen:** «Kommt nicht in Frage, zuerst machen wir den Abwasch!».

2. **Warnen, mahnen, drohen:** «Wenn du das machst, verlasse ich dich.»

3. **Moralisieren, predigen, beschwören:** «Wie kannst du nur an dich denken! Wir müssen doch zuerst für die anderen denken!»

4. **Ratschläge erteilen, Lösungen liefern:** «An deiner Stelle würde ich den Job kündigen.»

5. **Belehren, mit Logik überzeugen, Vorträge halten:** «Du

solltest dein Kind nicht mehr bei dir im Bett schlafen lassen. Es ist bewiesen, dass dies zu Abhängigkeit führt.»

6. **Urteilen, kritisieren, Vorwürfe machen, widersprechen:** «Mit deiner Laune verdirbst du mir den ganzen Abend! » Das ist doch kein Grund, wütend zu werden!»

7. **Loben, zustimmen, schmeicheln, manipulieren:** «Wenn du das für mich tust, habe ich heute Abend Sex mit dir.»

8. **Beschämen, beschimpfen, lächerlich machen:** «Du willst Lehrerin werden? Du kannst ja nicht mal bis drei zählen!»

9. **Interpretieren, analysieren, diagnostizieren:** «Du bist doch nur neidisch auf mich, weil ich einen besseren Job habe!»

10. **Beruhigen, beschwichtigen, trösten, aufrichten:** «Das ist doch nicht so schlimm, Kopf hoch!»

11. **Nachforschen, ausfragen, verhören**: «Warum hast du das auf diese Art und Weise gemacht und nicht anders?»

12. **Ablenken, ausweichen, sich zurückziehen, sarkastisch reagieren:** «Ich mag jetzt nicht, lass mich in Ruhe damit.»

Ganz ehrlich, welche dieser Kommunikationsarten verwendest du selbst? Hast du dir schon einmal gedacht, dass diese die Kommunikation zu deinem Partner erschweren können?

Wenn nein, geht es dir wie mir, bevor ich mich mit diesem Thema auseinandergesetzte. Die ersten fünf Kommunikationsblockaden, die du in der Auflistung sehen kannst, vermitteln unterschwellig, dass das Gegenüber zu dumm ist, um etwas selbst herauszufinden, wie Gordon erklärt. Sechs bis elf unterstellen, dass mit dem anderen etwas nicht stimmt und liefern teilweise gleich die Erklärung, was das Gegenüber stattdessen ist oder tun sollte. Die letzte Blockade signalisiert, dass es gefährlich oder nicht erwünscht ist, über etwas zu sprechen. Wenn wir auf diese Weisen mit unserem Partner kommunizieren, stoßen wir ihn vor den Kopf, treiben ihn in die Defensive oder machen ihn schlicht mundtot. *Diese Kommunikationsarten sind also ein Versuch, unser Gegenüber zu kontrollieren oder zu einer Handlung zu «zwingen», die wir uns erwünschen.*

Sie sind manipulativ und beeinträchtigen das gegenseitige Vertrauen, die Verbindung und das Verständnis füreinander stark.

Keine der Kommunikationssperren vermittelt Verständnis, Empathie und Offenheit dem anderen gegenüber, was aber essenzielle Kernkompetenzen sind, um eine Beziehung bewusst und liebevoll zu gestalten. Zudem behandelt keine der Kommunikationsarten den anderen als gleichwertigen Menschen mit legitimen Bedürfnissen.

Doch weshalb kommunizieren wir häufig so und nicht anders? Ganz häufig kennen wir einige (oder auch alle) der genannten Kommunikationsblockaden aus unserer eigenen Kindheit – von unseren Eltern, Geschwistern oder auch Lehrern. Wir alle haben vermutlich Sätze gehört wie «Du bist ein Faulpelz, aus dir wird mal nichts Gescheites», oder «Wenn du dein Zimmer nicht aufräumst, bekommst du kein Taschengeld!» oder Ähnliches. *Kannst du dich noch daran erinnern, wie du dich jeweils gefühlt hast und was deine Reaktion darauf war?*

Je nach Prägung und Vorgeschichte verwenden wir vielleicht die eine oder andere Kommunikationsblockade häufiger als andere. Hinzu kommt, dass wir unter Stress oder Druck rigider, weniger empathisch und emotionaler reagieren.

Diese Kommunikationssperren gänzlich zu umschiffen ist sehr anspruchsvoll, zumal sich Kommunikationsmuster oft tief in unser Unterbewusstsein eingegraben haben. Es ist zwar nicht einfach, sie zu verändern

– aber nicht unmöglich, wie du in den folgenden Unterkapiteln lernen wirst. Es geht auch bei diesem Thema wieder darum, deine eigenen Muster und Prägungen zu beobachten und Verantwortung dafür zu übernehmen. Aber das ist ja mittlerweile nichts Neues mehr für dich.

Übung 16 – Kommunikationsblockaden bei sich erkennen

Reflektiere ehrlich, welche der Kommunikationssperren du selbst (ab und zu) anwendest.

- In welchen Situationen?

- Mit welchen Menschen?

- Was sind die Gründe?

- Wirst du in bestimmten Situationen besonders getriggert?

- Kennst du bestimmte Kommunikationsweisen aus deiner Kindheit?

- Welche Kommunikationssperren möchtest du künftig vermeiden?

Notiere dir die Antworten auf einem Blatt Papier oder in einem Buch, damit du immer wieder zu den Fragen zurückkehren und herausfinden kannst, welchen Mustern du folgst. Erkenntnis ist der erste Schritt zur Besserung. Sei geduldig mit dir, wenn es dir nicht immer gelingt, die Kommunikationsblockaden zu vermeiden. Es braucht Übung.

Zusammengefasst:

- Kommunikationsblockaden erschweren oder verunmöglichen wahrhaftige und respektvolle Kommunikation. Sie sind manipulativ.

- Bei dieser Art der Kommunikation fehlt es an Empathie, Verständnis und Offenheit. Man begegnet einander nicht auf Augenhöhe.

- Die Kommunikationsblockaden entwickeln sich häufig durch Prägungen aus der Kindheit. Unter Stress und Druck reagieren wir häufig rigider und weniger empathisch.

- Seine Kommunikationsweise zu verändern, kann schwierig sein, ist aber nicht unmöglich.

- Reflektiere deine eigene Kommunikationsweise und übernimm Verantwortung dafür.

5.3.1 Destruktive Kommunikationsformen unterlassen

«Du kannst einen Menschen immer wieder zum Lachen bringen, doch den Schmerz, den du ihm einmal zugefügt hast, wird er immer in Erinnerung behalten.»

Izaak Öztürk

Beschimpfungen, Abwertungen, Beleidigungen, Demütigungen, Drohungen, Einschüchterungen, Verunglimpfungen und Anschreien gehören zu den destruktivsten Kommunikationsformen und können auf Dauer viel Leid und Frust auslösen. Verbale Gewalt kommt viel häufiger vor als physische Gewalt.

Dies gilt insbesondere für sehr feinfühlige Menschen und solche mit ADHS, weil diese die Interaktionen viel ungefilterter verarbeiten, und schneller eine Interaktion als aggressiv empfinden.

Wer wiederholt laut oder aggressiv mit seinem Partner interagiert, ist gut beraten, die Gründe dafür zu eruieren. In vielen Fällen liegen diese wohl in unverarbeiteten Themen aus der Vergangenheit. Vielleicht haben deine Eltern oft laut mit dir geredet und du ahmst diese Art der Kommunikation (unbewusst) nach, oder du hast unverarbeitete Wut in dir, die sich so zeigt.

Es kann aber auch daran liegen, dass dir kommunikativen Werkzeuge fehlen, um deine Anliegen und Emotionen angemessen auszudrücken. Oder vielleicht empfindest du ein Machtungleichgewicht in eurer Beziehung, und du versuchst, durch verbale Gewalt deinen Willen durchzusetzen. Eine weitere Ursache für verbale Gewalt kann auch ein geringes Selbstwertgefühl oder ein Gefühl von Unzulänglichkeit sein. Wenn dies auf dich zutrifft, versuchst du, dich besser zu fühlen, indem du deinen Partner herabsetzt.

Jedem passiert es zwischendurch mal, dass wir emotional oder etwas lauter reagieren, als wir das beabsichtigen. Wenn das aber ständig passiert, verletzt das deinen Partner und zermürbt die Beziehung auf Dauer. Es ist deshalb essenziell, die Ursachen dafür herauszufinden, um etwas ändern zu können. In den vorherigen Kapiteln findest du Tipps, wie du deine Muster, Wunden und Prägungen aus der Vergangenheit erkennen und transformieren kannst. Und im Kapitel über Emotionen findest du Methoden, die dir helfen, deine Emotionen zu regulieren, wenn du dich in die Enge getrieben fühlst oder getriggert bist.

Damian war schon als Kind recht impulsiv. In seiner Beziehung zu Laila fühlt er sich kommunikativ und intellektuell oft unterlegen. Oft fehlen ihm die Worte, um seine Gefühle zu beschreiben. Wenn er sich von Laila in die Enge getrieben fühlt, wird er ausfällig, beleidigend oder auch mal laut – ohne jedoch genau benennen zu können, wie er sich fühlt oder was er in dem Moment bräuchte. Er fühlt es zwar, kann es aber irgendwie nicht in Worte fassen. Anfangs noch ruhig und verständnisvoll, wird Laila dadurch zusehends ratloser und reagiert selbst oft nicht mehr angemessen, sondern teilweise auch emotional. Statt auf seine Bedürfnisse eingehen zu können, kontert sie seine An- griffe oder zieht sich zurück. Dies hat in ihrer Beziehung zu einer dys- funktionalen Dynamik und einer negativen Grundstimmung geführt, aus der sie ohne Unterstützung fast nicht mehr rausfinden.

In diesem Beispiel liegt die primäre Ursache für Damians Kommunikati- onsweise in einem Mangel an Fähigkeiten, seine Gefühle und Anliegen in verständliche Worte zu fassen. Gekoppelt mit seiner von Natur aus impulsiven Art, ergibt das häufig sehr destruktive Gesprächssituatio- nen. Da sich Laila von Damian in diesen Situationen stark unter Druck gesetzt und verletzt fühlt, reagiert sie selbst nicht mehr immer ruhig und verständnisvoll, sondern verfällt ihrerseits in Kommunikationsmus- ter, die sie aus ihrer Kindheit kennt. Die destruktiven Kommunikations- muster zu erkennen, ist der erste wichtige Schritt aus dem Teufelskreis, damit die Liebe fließen kann.

Destruktive Kommunikation muss nicht zwingend mit lauten oder verletzenden Worten einhergehen. Auch Kommunikationsentzug ist oft sehr destruktiv. Wenn wir jegliche Gespräche mit unserem Partner verweigern, signalisieren wir ihm damit, dass es uns egal ist, wie es ihm geht, und dass wir nicht an einer Lösungsfindung interessiert sind. Dies kann bei unserem Partner tiefe Verunsicherung, Hilflosigkeit, Ohnmacht, Wut oder sogar depressive Verstimmungen verursachen. Kommunikationsentzug kommt häufig in Beziehungen vor, in denen es viele Konflikte gibt und die Partner schon Vieles (vergebens) ausprobiert haben, um sich verständlich zu machen. Wer sich der Kommunikation entzieht, fühlt sich innerlich häufig frustriert, missverstanden und alleine gelassen mit seinen Anliegen, die irgendwie kein Gehör finden. Es ist häufig ein Versuch, sich vor weiteren Verletzungen oder vermeintlichen verbalen Angriffen des Gegenübers zu schützen.

Vielleicht kennst du Kommunikationsentzug aus deiner Kindheit? Vielleicht haben deine Eltern nicht mit dir geredet, wenn du in ihren Augen etwas falsch gemacht hast? Unbewusst hast du dieses Muster womöglich für Stresssituationen übernommen. Leider ist es so, dass sich Probleme durch Kommunikationsentzug nicht von allein lösen, ganz im Gegenteil. Ungelöste Konflikte schwelen vor sich hin und sabotieren und zermürben die Beziehung, weil die darunterliegenden Probleme nicht adressiert werden.

Deshalb ist es so wichtig, destruktive Kommunikationsmuster wie Schreien, Beschimpfen, Beleidigen oder auch Kommunikationsentzug zu unterlassen. Wie du Konflikte ansprechen und konstruktive Formen der Kommunikation üben kannst, erfährst du im nächsten Kapitel.

Zusammengefasst:

- Verbale Gewalt und Kommunikationsentzug gehören zu den destruktivsten Kommunikationsformen, weil sie das Gegenüber verletzen oder ignorieren.

- Unausgesprochenes und ungelöste Konflikte sabotieren eine Beziehung.

- Beide Formen der Kommunikation können Ohnmacht, Verunsicherung, Hilflosigkeit und Wut verursachen.

- Je negativer die Interaktionsform, desto länger braucht man, um wieder neutralen Boden für ein vernünftiges Gespräch zu finden.

- Die Ursache für destruktive Kommunikationsformen liegt oft in der Vergangenheit, in fehlenden kommunikativen Fähigkeiten, in einem gefühlten Machtungleichgewicht in der Beziehung oder in mangelndem Selbstwertgefühl.

5.4 Grundlagen der gewaltfreien Kommunikation lernen

Es gibt Wege aus dem Teufelskreis aus Missverständnissen, verbaler Gewalt, Kommunikationsentzug und Überreaktionen hin zu einer Art der Kommunikation, die dem Partner auf Augenhöhe begegnet und bei beiden positive Gefühle auslöst. Die gewaltfreie Kommunikation (GfK), wie sie Thomas Gordon wie auch Marshall B. Rosenberg beschreiben, liefern einfache und effektive Kommunikationsweisen, um sich besser zu verstehen.

Nach Rosenberg geht die gewaltfreie Kommunikation von einer Reihe von Grundannahmen aus. Zum einen davon, dass jedes Verhalten der Versuch ist, ein Bedürfnis zu befriedigen oder ein Problem zu lösen – selbst aggressives Verhalten. Wenngleich aggressives Verhalten in einer Beziehung nicht gutzuheißen ist, hilft uns diese Sichtweise vielleicht nachzuvollziehen, weshalb sich jemand auf eine bestimmte Art und Weise verhält. Rosenberg geht außerdem davon aus, dass alle menschlichen Bedürfnisse legitim sind. Demnach kann es auf der Ebene der Bedürfnisse keine Konflikte geben: *Niemand kann einem Menschen ein Bedürfnis abstreiten.*

Konflikte entstehen häufig auf der Ebene der abstrakten, intellektualisierten Werte und Meinungen.

Wenn wir unser Gegenüber mit seinen urmenschlichen Bedürfnissen und Anliegen spüren und akzeptieren, statt auf der abstrakten Ebene der Werte, können wir uns besser in ihn oder sie hineinversetzen und empathischer reagieren.

Wenn wir diese Grundannahmen beherzigen, legen wir einen wichtigen Grundstein für eine wertschätzende und respektvolle Kommunikation auf Augenhöhe. Dann können wir lernen, unsere Bedürfnisse klar zu formulieren, dem Gegenüber Aufmerksamkeit entgegenzubringen sowie Verantwortung für unser Denken, Handeln und Fühlen zu übernehmen, wie Rosenberg erklärt. Mit der Zeit gestaltet sich die Art und Weise, wie wir kommunizieren und zuhören, neu. Wir transformieren unsere allfälligen Muster von Angriff oder Rückzug und gehen sprachlich authentischer, achtsamer und bewusster miteinander um.

Wahrhaftig und aktiv zuhören

Paradoxerweise beginnt gewaltfreie Kommunikation nicht beim Sprechen – sondern beim Zuhören. Die meisten von uns sind wohl gut darin, anderen unsere Sichtweise und unsere Anliegen zu beschreiben. *Aber können wir auch wahrhaftig und ehrlich zuhören, wenn unser Gesprächspartner uns etwas Wichtiges sagen will? Oder sind wir dazu gar nicht bereit oder in der Lage? Wenn niemand zuhören will, wozu dann erzählen?*

Gerade in der heutigen überdigitalisierten Welt fällt vielen von uns das Zuhören schwer: Wir sind ständig abgelenkt durch Handys, soziale Medien oder Geräusche von irgendwoher. Oder wir haben auch vorgefasste Meinungen über ein Thema oder unser Gegenüber, sodass wir gar nicht bereit sind, eine neue Sichtweise anzunehmen. Stattdessen überlegen wir uns bereits, wie wir unseren Gesprächspartner von unserer eigenen Meinung überzeugen können. Manchmal fehlt uns auch die Geduld beim Zuhören, weil uns die Lösung eines Problems selbst so sonnenklar erscheint. Oder wir sind so stark mit unseren eigenen Problemen beschäftigt, dass wir gar keine innere Kapazität haben, um zuzuhören. Es gibt also unzählige Gründe, weshalb uns zuhören häufig schwerfällt.

Wie können wir nun Zuhören lernen? So banal es klingt, aber zuhören beginnt damit, dass wir erst einmal nichts sagen. Das bedeutet, dass wir uns nicht während jedes Satzes des Gegenübers überlegen, was wir denn selbst als Nächstes sagen wollen. Zuhören ist nicht einfach: nicht reden.

Es geht darum, präsent zu sein, dich deinem Gegenüber zuzuwenden und Blickkontakt herzustellen.

Um deinem Gesprächspartner zu zeigen, dass du ihm/ihr auch wirklich aufmerksam zuhörst, ist die einfache Bestätigung ein wirksames Mittel – damit sind kurze Äußerungen, wie «hmm, wirklich, echt» etc., oder auch nonverbale Signale, wie Kopfnicken, Mimik etc., gemeint

Wenn du deinem Gegenüber zusätzlich zu verstehen geben willst, dass du ihm oder ihr nicht nur zuhörst, sondern auch verstehst, hilft es, wenn du ihm/ihr Feedback gibst, zum Beispiel indem du zusammenfasst und spiegelst, was du gehört hast, und eventuell eine Frage stellst – vor allem dann, wenn du etwas nicht verstanden hast.

Achtung: erliege nicht der Versuchung, eine der weiter oben aufgeführten Kommunikationssperren zu verwenden – liefere keine Analysen, Lösungen, Beschwichtigungen und dergleichen – selbst dann, wenn du getriggert bist und es in dir brodelt. Das wäre kontraproduktiv!

Aktives Zuhören spiegelt dem anderen Interesse, hilft besser zu verstehen, was den anderen beschäftigt, und einfühlsamer und empathischer zu reagieren. Das bedeutet, dass wir offen nachfragen, wenn wir etwas nicht verstehen und zwischendurch mal kurz zusammenfassen, was wir gehört haben.

Empathie können wir zeigen, indem wir bekräftigend nicken sowie Verständnis und Mitgefühl unserem Gesprächspartner äußern. Wenn du getriggert bist, starke Emotionen in dir hochkommen und du deswegen nicht mehr richtig zuhören kannst, mache das transparent – teile ihm mit, was für Gefühle und Emotionen das Gehörte in dir ausgelöst hat.

Wir können dem anderen also nur dann wirklich zuhören und ihn wahrnehmen, wenn wir innerlich dazu bereit sind. Wenn wir bereit sind, den anderen so anzunehmen, wie er ist, und wenn wir innerlich still sind. Wenn ich eigentlich keine Lust habe, meinem Partner zuzuhören und ihn wahrzunehmen, ihn insgeheim be- oder verurteile oder selbst ständig überlege, was ich als Nächstes sagen will, kann ich meinem Partner nicht wirklich zuhören. Dann bin ich nicht in der Lage, seine Botschaft zu verstehen und mich in ihn hineinzuversetzen. Genauso wenig kann ich ihm Mitgefühl entgegenbringen, wenn ich meine eigene (Leidens-)Geschichte, Schatten und Trigger nicht kenne oder mich selbst nicht liebe. Mitgefühl zu zeigen beginnt nämlich, sich selbst zu erkennen und anzunehmen, wie wir in Kapitel 1 erörtert haben.

Gemäß dem Paarforscher John M. Gottman gehört liebevolle Zuwendung zu den sieben Geheimnissen glücklicher Beziehungen. Ehrliches Zuhören und Interesse am anderen haben mit Achtsamkeit zu tun und ermöglichen es uns, ganz im Hier und Jetzt präsent zu sein. Und je mehr du es schaffst, ganz im Hier und Jetzt präsent zu sein, desto leichter fällt es dir, dem anderen zuzuhören. Im Hier und Jetzt gibt es nämlich auch keine schmerzhaften Geschichten aus der Vergangenheit und keine Angstszenarien in der Zukunft. Im gegenwärtigen Moment ist (in aller Regel) alles in Ordnung. Wir haben ein Dach über dem Kopf, genügend zu essen und niemand bedroht uns, zumindest nicht an Leib und Leben. Wenn wir uns dies immer wieder vergegenwärtigen, fällt es uns leichter, innerlich ruhig zu werden und zuzuhören. Denn nur, wenn wir innerlich still und präsent sind, können wir unseren Partner wahrnehmen und mit ihm oder ihr in einen intimen Dialog der offenen Herzen treten. *Und ist es nicht das, wonach wir uns alle sehnen?*

Wahrhaftiges Zuhören und Verstehen wollen ist eines der größten Geschenke, die wir unserem Partner machen können.

Wenn du deinem Partner aufrichtig zuhörst, gibst du ihm das positive Gefühl, ihn zu sehen und zu verstehen. Du selbst wirst mit großer Wahrscheinlichkeit auch weniger getriggert und weniger häufig aus deinen Mustern heraus reagieren, weil du dein Gegenüber verstehst und nicht mehr so schnell etwas auf dich beziehst. Dein Partner kann sich dadurch geborgen und sicher fühlen, und du legst damit den Grundstein für emotionale Nähe und Verbundenheit.

Übung 17 – Aktives Zuhören

Um das achtsame Zuhören zu trainieren, eignet sich die folgende Übung, die ihr zu zweit machen könnt. Ihr braucht dafür eine Uhr oder einen Timer.

1. Partner 1 redet für 2 Minuten, während Partner 2 ihm/ihr nur zuhört – ohne ihn/sie zu unterbrechen oder Rückfragen zu stellen. Der Partner achtet dabei darauf, eigene Gedanken und

Antworten, die währenddessen aufkommen, zu ignorieren, um voll und ganz präsent sein zu können.

2. Nach (ungefähr) 2 Minuten fasst Partner 2 zusammen, was er/sie gehört hat und fokussiert dabei auf die (explizit erwähnten oder darunterliegenden) Emotionen und Gefühle, die er/sie gehört hat oder vermutet.

3. Partner 1 spiegelt kurz, ob er sich verstanden gefühlt hat, und korrigiert, wenn nötig, Dinge, die Partner 2 nicht ganz richtig verstanden hat. Wenn nötig fasst Partner 2 das Gesagte nochmals zusammen.

4. Dann wiederholt ihr die Schritte 1–3 mit umgekehrten Rollen.

Zusammengefasst:

- Gewaltfreie Kommunikation geht davon aus, dass alle Bedürfnisse legitim sind, und dass jede Kommunikation ein Versuch ist, seine Bedürfnisse zu befriedigen.

- GfK transformiert Muster von Angriff oder Rückzug und ermöglicht eine authentische, achtsame und bewusste Kommunikation.

- Achtsame Kommunikation beginnt beim Zuhören. Aktiv zuhören bedeutet, innerlich ganz still zu werden. Das schaffen wir, indem wir ganz im Hier und Jetzt präsent sind und uns nicht ablenken lassen, weder von Gedanken noch von Geräuschen oder Handys.

- Ich kann meinem Partner nur dann aufrichtiges Interesse und Verständnis entgegenbringen, wenn ich bereit bin, meine eigenen Themen für einen Moment bewusst beiseitezuschieben.

- Aufrichtiges Zuhören löst positive Gefühle aus und ist die Grundlage für emotionale Nähe und seelische Verbundenheit.

5.5 Wünsche und Gefühle statt Forderungen äußern

Ein weiterer wichtiger Pfeiler der gewaltfreien Kommunikation ist, das Äußern unserer Wünsche und Bedürfnisse, ohne dabei Forderungen zu stellen. Forderungen haben mit Zwang zu tun und in einer Beziehung zwischen zwei gleichgestellten Liebespartnern keinen Platz.

Forderungen deuten auf ausgesprochene oder unausgesprochene Erwartungen hin, die man an den Partner hat. Es ist zwar verständlich und menschlich, dass man gewisse Dinge von seinem Partner «erwartet».

Das Problem beginnt dann, wenn wir diese Erwartungen nicht transparent machen und nicht versuchen, diese in Einklang mit den Bedürfnissen unseres Gegenübers zu bringen, wie wir das in Kapitel 4 bereits angesprochen haben. Zum Beispiel könnte man von seinem Partner unausgesprochen erwarten, dass Sexualität exklusiv in der Partnerschaft gelebt werden darf, oder dass man nach einer bestimmten Zeit zusammenzieht, oder dass der Partner finanziell für einen sorgt.

Solche Dinge in einer Beziehung zu erwarten, ohne sie auszusprechen und mit dem Partner zu «verhandeln», führt zwangsläufig zur Enttäuschung.

Denn keine zwei Menschen haben die genau gleichen Vorstellungen und Bedürfnisse in einer Beziehung, was völlig normal ist. Deshalb ist es so essenziell, dass wir über die eigenen Wünsche und Grenzen, offen und ehrlich reden sowie diese als Wünsche und Bedürfnisse formulieren.

Teilen wir unsere Wünsche unserem Partner auf gewaltfreie Weise mit, zeigen wir uns von unserer verletzlichen Seite und geben ihm die Möglichkeit, empathisch darauf zu reagieren. Mit einer Forderung würden wir mit größter Wahrscheinlichkeit auf Ablehnung oder Widerstand stoßen, denn Druck erzeugt in der Regel Gegendruck. Am besten machen wir die Probe aufs Exempel.

Fühle mal in dich hinein, wie die beiden folgenden Sätze auf dich wirken:

- **Forderung**: «Ich erwarte von dir, dass du die Küche aufgeräumt hast, wenn ich nach Hause komme!»

- **Wunsch**: «Ich wäre dir sehr dankbar, wenn du die Küche aufräumen könntest, bevor ich nach Hause komme.»

Was löst der erste Satz bei dir aus, was der zweite? Bei welchem bist du eher bereit, auf den «Wunsch» deines Partners einzugehen? Überlege dir kurz, wie du einen aktuellen Wunsch an deinen Partner gemäß diesem Beispiel formulieren würdest.

Wenn uns etwas an unserem Partner stört, sollten wir ihm oder ihr nicht nur unseren Wunsch oder das Bedürfnis mitteilen, sondern auch, welche Gefühle die störende Verhaltensweise in uns auslöst und welche Auswirkungen sie auf uns hat. So zeigen wir unser tiefliegendes Bedürfnis, sind authentisch und deuten nicht sofort vorwurfsvoll mit dem Finger auf den anderen, sondern geben ihr oder ihm die Möglichkeit, empathisch zu reagieren. **Machen wir auch hier die Probe aufs Exempel:**

- **Forderung:** «Immer lässt du die Zahnpastatube offen rumliegen, räum sie gefälligst weg!»

- **Auswirkung und Gefühle:** «Wenn du die Zahnpastatube rumliegen lässt, muss ich sie nachher aufräumen, was mich stresst. Ich fühle mich bei Unordnung nicht wohl.»

Wie fühlen sich die beiden Äußerungen für dich an? Bei welcher bist du eher bereit, auf deinen Partner einzugehen? Ich bin sicher, dass die zweite Art der Kommunikationsweise weniger inneren Widerstand in dir auslöst. Sie mag auf den ersten Blick umständlich erscheinen, aber es lohnt sich auf lange Sicht, weil man so mehr Kooperationsbereitschaft, Nähe und gegenseitiges Verständnis erreicht.

WÜNSCHE STATT FORDERUNGEN ÄUSSERN

Hier eine Schritt-für-Schritt-Anleitung, wie du deine Bedürfnisse und Wünsche äußern kannst:

1. **Neutrale Beobachtung einer Situation äußern:** «Wir unternehmen nur noch selten etwas gemeinsam.»

2. **Gefühl und/oder Auswirkung benennen:** «Stattdessen verbringen wir fast jedes Wochenende nur noch vor dem Fernseher. Das macht mich traurig, denn ich mochte unsere gemeinsamen Ausflüge sehr.»

3. **Bedürfnis oder Wunsch äußern:** «Ich würde dieses Wochenende sehr gerne wieder etwas mit dir unternehmen. Würdest du einen Ausflug nach Bern mit mir machen? Es gibt dort eine Ausstellung, die dir vielleicht auch gefallen würde.»

Um das noch einmal zu verdeutlichen, hier ein weiteres Beispiel, wie das klingen könnte: «Fast jeden Abend bereite ich das Abendessen für uns zu. *(Situation)* Ich mache das ja grundsätzlich sehr gerne *(Gefühl)*, weil du in der Regel später von der Arbeit nach Hause kommst *(Situation)*. Aber manchmal bin ich etwas traurig, weil ich so oft alleine koche *(Gefühl)*. Und manchmal komme ich auch selbst nicht früher nach Hause als du

(Situation). In solchen Momenten wäre ich froh, ich könnte mich auch mal einfach hinsetzen und etwas feines Essen *(Bedürfnis)*. Ich würde mir sehr wünschen, dass du einmal in der Woche das Abendessen für uns zubereiten würdest *(Wunsch)*. Wäre das möglich für dich?»

Das ist jetzt ein sehr ausführliches Beispiel, das vielleicht etwas unnatürlich wirkt. In der Realität wirst du mit der Zeit in der Lage sein, deine Bedürfnisse, Gefühle und Wünsche auf natürliche, intuitive Art zu formulieren. Mit genügender Übung wird dir diese Art zu kommunizieren in die «DNA» übergehen. Durch diese achtsame Art der Kommunikation werdet du und dein Partner auf lange Frist viele Konflikte vermeiden und mehr Verständnis füreinander entwickeln.

Übung 18 – Klare Kommunikationsregeln
nach Prof. Dr. Guy Bodenmann

Wenn wir mit unserem Partner etwas Schwieriges besprechen wollen, zum Beispiel, und befürchten, einander ins Wort zu fallen und nicht zuzuhören, sind folgende Regeln hilfreich:

Regeln für den Sprecher

1. **Schildere konkrete Situationen oder Verhaltensweisen**, die störend sind und etwas in dir ausgelöst haben. Vermeide Generalisierungen, zum Beispiel «Immer machst du…». Diese werden dem Gegenüber häufig nicht gerecht.

2. **Beschreibe deine Gefühle und Emotionen**, welche die Situation oder Verhaltensweise in dir ausgelöst hat. Und allenfalls auch die zugrunde liegenden Bedürfnisse und Wünsche.

3. **Sprich von dir selbst** und vermeide es, mit dem Finger auf dein

Gegenüber zu zeigen, zum Beispiel «Jetzt hast du schon wieder ...» oder «Du bist wirklich unmöglich ...»

Regeln für den Zuhörer

1. **Höre deinem Partner aktiv und aufrichtig zu.** Wende dich ihm oder ihr zu und signalisiere Interesse durch Nicken und andere Äußerungen, die Empathie und Verständnis vermitteln.

2. **Fasse zwischendurch kurz zusammen,** was du gehört hast. Interpretiere dabei nichts und lege deinem Partner keine Worte in den Mund.

3. **Stelle deinem Partner offene Fragen,** wenn du etwas nicht ganz verstanden hast und mehr Klarheit wünschst.

Zusammengefasst:

- Forderungen und Druck können Widerstand erzeugen.

- Gefühle und Wünsche statt Forderungen zu äußern, schafft Kooperationsbereitschaft, Nähe und gegenseitiges Verständnis.

- Klare Kommunikationsregeln können helfen, die Kommunikation zu strukturieren und sich gegenseitig besser zu verstehen.

- Erkläre in der Kommunikation mit deinem Partner deine Gefühlswelt, damit er oder sie dich besser versteht und das tiefliegende Bedürfnis erkennt.

5.6 «Teufelsdialoge» erkennen

In Beziehungen passiert es recht häufig, dass sich Paare in wiederkehrende, destruktive Kommunikationsmuster respektive «Teufelsdialoge» verstricken, vor allem bei wiederkehrenden Konflikten – und den Weg daraus nicht mehr finden.

Es kann ein Teufelskreis aus Schutzreflexen, wie Angriff, Verteidigung oder Rückzug, entstehen. Ausgelöst wird dieser durch das wiederholte Reizen wunder Punkte respektive Trigger, die in früheren Beziehungen oder in der Kindheit entstanden sind – wie bereits in den vorherigen Kapiteln beschrieben. *Kommt dir das vielleicht bekannt vor?*

Der Paarforscher John M. Gottman hat 30 Jahre lang die Interaktionsweisen von Paaren untersucht und dabei die folgenden fünf Kommunikationsmuster identifiziert, die besonders destruktiv sind. Er nennt sie *apokalyptische Reiter:*

APOKALYPTISCHE REITER
nach John M. Gottman

1. Verallgemeinernde Kritik

Der Satz «Musst du immer ...» ist typisch für diese Art der Kommunikation. Er markiert einen absoluten Vorwurf, der fast immer ungerecht ist und deshalb auf starke Abwehr stößt, denn er ist nicht konkret und wertet den Partner als ganze Person ab. Verallgemeinernde Kritik erkennt man an Worten wie «immer», «alles», «nie», «typisch». Diese Art der Kritik wird oft laut, aggressiv und schnell vorgebracht, was dem anderen keinen Raum gibt. Zudem hört der kritisierende Partner dem anderen nicht zu und nimmt seine Argumente nicht auf.

2. Defensive Kommunikation

«Dafür kann ich nichts ...!» oder «Was soll ich denn noch alles machen? Ich arbeite Tag und Nacht, während du dich in deiner Teilzeitarbeit selbst verwirklichst ...» sind kennzeichnende Sätze für dieses Kommunikationsmuster, wenn das Gegenüber ein Anliegen äußert. Diese Kommunikationsform kann auftreten, wenn sich ein Partner mit einer Forderung oder einer Kritik konfrontiert sieht, die er oder sie nicht wahrhaben will. Dann weist er jegliche Verantwortung zurück, fühlt sich vielleicht sogar als Opfer und ist nicht bereit, Fehler einzugestehen oder sich zu entschuldigen. Mitunter geht er sogar zum Gegenangriff über, um jegliche Verantwortung abzuschieben. Der andere Partner hat das Gefühl, dass sein Anliegen nicht ernst genommen wird. Bei diesen Paaren bleibt die so wichtige gegenseitige Wertschätzung auf der Strecke, und beide Partner sind zusehends frustriert, weil sie sich gegenseitig einfach nicht verstehen. Mit der Zeit probieren sie andere Kommunikationsstrategien aus, wie etwa Rückzug, Verachtung und Machtspiele.

3. Rückzug

«Natürlich, jetzt bin ich wieder schuld ...» und «Mir ist sowas von egal, was du tust. Ich gehe jetzt ...». Mit solchen Aussagen gibt der Partner zu verstehen, dass er aufgibt und sich zurückzieht. Eventuell hat er (mehrmals) versucht, den Konflikt zu lösen. Mit der Zeit führen schon die kleinsten Zeichen von Kritik dazu, dass er oder sie auf Durchzug schaltet und keine Auseinandersetzung mehr stattfindet. Der sich zurückziehende Partner hört dem anderen nicht mehr zu, schaut irgendwo in den Raum statt zum Partner, seufzt, stöhnt oder wendet den Blick ab. Der andere wiederum fühlt sich im Stich gelassen, was schwerer wiegen könnte als herabsetzende Kritik.

4. **Verächtliche Kommunikation**

«Ja, du bist ja so eine tolle Mutter, dass ich nicht lache ...» Verachtung hat verschiedene Gesichter: Augenrollen, Auslachen, Missachtung, Spott oder Gehässigkeiten. Der eine Partner macht den anderen klein, stellt ihn bloß, wertet ihn ab oder macht zynische und sarkastische Bemerkungen. Besonders destruktiv ist Verachtung, wenn dabei Intimes erwähnt wird: «Was interessieren dich die Kinder, du willst ja nur Pornos gucken ...» In glücklichen Beziehungen gibt es Verachtung gar nicht, in unglücklichen ist sie oft vorherrschend.

5. **Provokative Kommunikation**

«Lass dich doch scheiden, die Kinder bleiben bei mir ...» So kann es klingen, wenn der Konflikt schon sehr weit fortgeschritten ist. Die Partner stellen sich unbeantwortbare Fragen, spielen die Schwächen des anderen aus, machen ihn durch Provokation mundtot oder signalisieren ihm, dass sie ihn fertigmachen wollen. Die Partner treffen keine Absprachen mehr. Jeder nimmt, was er kriegen kann, aber der Gewinn des einen ist der Verlust des anderen und die Machtspiele nehmen ihren Lauf. Jeder pickt sich im Alltag die Rosinen heraus, die Partner laufen nebeneinanderher, die emotionale Basis ist so gut wie erodiert. Die Paare nehmen nur noch ihre negativen Seiten von sich wahr und viele beginnen in der Zeit Affären. Die meisten trennen sich.

Erkennst du dich und deine Partnerin in einem oder sogar mehreren der beschriebenen Muster wieder? Dann bist du nicht alleine. Doch was führt dazu, dass wir anfangen, auf so destruktive Art und Weise miteinander zu kommunizieren? Welche unbefriedigten Bedürfnisse, unverarbeiteten Emotionen, latenten Befürchtungen oder unausgesprochenen Erwartungen sind die Ursache für diese Interaktionsweise? In ihrem Buch «Hold me tight» erklärt Sue Johnson, dass hinter destruktiven «Teufelsdialogen» unbewusst oft die folgenden drei fundamentalen Fragen stecken:

- Bist du da für mich, wenn ich dich brauche?

- Bin ich dir wichtig?

- Fühlst du dich mir emotional verbunden?

Wenn wir diese Fragen nicht mit einem uneingeschränkten Ja beantworten können, fühlen wir uns nicht sicher in der Beziehung.

Und dann verstricken wir unseren Partner eben in einen «Teufelsdialog», in der Hoffnung, ein Ja auf diese Fragen zu erhalten, wie das folgende Beispiel verdeutlicht:

Bill und Maddie sind seit 10 Jahren verheiratet und haben 3 Kinder im Alter von 3, 5 und 8 Jahren. Beide arbeiten sehr viel und haben einen vollen Kalender. Seit der Geburt des dritten Kindes fällt es den beiden zusehends schwer, die Herausforderungen des Alltags miteinander auf konstruktive Weise zu lösen. Sie verstricken sich sehr rasch und immer öfter in negativen Interaktionsmustern aus Angriff und Verteidigung: Maddie ist dabei meistens diejenige, die Bill in irgendeiner Art kritisiert, weil sie sich im Haushalt und mit den Kindern überfordert und zu wenig unterstützt fühlt, während Bill dicht macht und sich immer mehr in seinen Hobbyraum zurückzieht. Oft überhäuft sie ihn schon mit Vorwürfen und Forderungen, sobald er von der Arbeit nach Hause kommt. Beide sind zunehmend frustriert, weil sie sich vom anderen nicht verstanden fühlen. Bill hat zudem das Gefühl, es Maddie nie recht machen zu können. Egal, wie sehr er sich auch bemüht. Er ist kurz davor, zu resignieren. Maddie ist sogar an einem Punkt angelangt, an dem Sie ernsthaft über eine Trennung nachdenkt. Lieber keine Beziehung als eine, in der man sich nur noch gegenseitig angreift oder anschweigt. Ganz zu schweigen davon, dass auch die Kinder unter der täglich angespannten Situation leiden.

Dieses Beispiel zeigt, wie schwerwiegend die Konsequenzen von destruktiven Kommunikationsformen sein können, wenn man die darunterliegenden Fragen und Bedürfnisse nicht erkennt. Maddies unablässige Kritik ist ganz offensichtlich ein Hilferuf nach Unterstützung von Bill. Die erste Frage, «Bist du da für mich, wenn ich dich brauche?» beantwortet sie für sich mit: Nein. Bill wiederum fragt sich, ob er für Maddie noch wichtig ist, und ob sie noch eine emotionale Bindung zueinander haben. Bei ihm stehen die Ampeln für diese beiden Fragen auf: Rot. Nicht nur als Kinder sind wir auf unsere engsten Bezugspersonen angewiesen – auch als Erwachsene suchen wir enge Beziehungen zu ein paar wenigen Menschen, denen wir uneingeschränkt vertrauen, wie wir in Kapitel 3 bereits erläutert haben. Wir sind soziale Wesen, die allein nicht überleben könnten, was tief in den Strukturen unseres Gehirns und unseres Nervensystems verankert ist. Jedes Mal, wenn wir unbewusst eine oder mehrere der oben genannten Fragen mit Nein beantworten, gehen bei uns innere Alarmglocken los, und wir verstricken unseren Partner in eine destruktive Kommunikationsform, wie Johnson erklärt. Mit der Zeit werden die Interaktionen zu wiederkehrenden starren Mustern, die nur noch schwer zu durchbrechen sind und eine Beziehung unterminieren können, denn wir versuchen uns, mit dieser Art der Kommunikation zu schützen (z. B. durch Rückzug oder Angriff), schüren aber gleichzeitig den Teufelskreis. Wenn bei einem Paar in den Anfängen noch Kritik und Verteidigung als vorherrschendes Muster zu beobachten ist, verlieren mit der Zeit beide Partner immer mehr den Mut und verdrängen die schwierigen Themen immer mehr und schweigen, um nicht noch mehr verletzt zu werden.

Wenn wir es in dieser Phase nicht schaffen, aus den negativen Interaktionsmustern auszusteigen, folgt nicht selten der Seitensprung, die Affäre oder sogar die Trennung.

Denn eine dysfunktionale Kommunikation beeinträchtigt die Zufriedenheit in der Beziehung massiv und erhöht das Scheidungsrisiko. Ebenso ungünstig wie das Austragen von Konflikten auf destruktive Art ist das Vermeiden von Konflikten.

Es gibt jedoch Wege aus diesen «Teufelsdialogen». Der erste Schritt ist immer zu erkennen, dass ihr in einem dysfunktionalen oder destruktiven Interaktionsmuster gefangen seid. Es ist wie ein automatisches Programm, das abläuft, wenn ihr es als Paar benennen könnt, könnt ihr den destruktiven Dialog als «gemeinsamen» Feind definieren und euch zusammenraufen. Wenn ihr beide am gleichen Strick zieht, ist es möglich, aus dem Teufelskreis auszusteigen und den Konflikt zu bewältigen, was zu mehr Verbundenheit und Nähe führt.

Über Emotionen reden

Der erste große Schritt ist getan, wir erkennen und benennen destruktive Kommunikationsmuster. In einem nächsten Schritt ist es essenziell, sich dem Partner gegenüber auf einer emotionalen Ebene zu öffnen. Das bedeutet, dass wir möglichst genau beschreiben. wie wir uns in einer bestimmten Situation gefühlt haben, welche Ängste, Emotionen und Bedürfnisse in uns hochkommen.

In dem Moment, in dem wir uns gegenüber dem Partner öffnen und verletzlich zeigen, entsteht wahre Nähe und Verbindung.

Dies ist jedoch grundsätzlich nur möglich, wenn innerhalb unserer Beziehung eine positive Grundstimmung herrscht und wir uns gegenseitig vertrauen – dies ist eine zwingende Voraussetzung für eine Selbstöffnung. Umgekehrt bedingt eine Selbstöffnung, dass wir unseren Partner in einem positiven Licht sehen und uns ihm oder ihr (aktiv) anvertrauen. Über positive, offene und authentische Interaktion stellen wir emotionale Nähe und Verbundenheit her. Je öfter du dich darin übst, dich auf einer tiefen emotionalen Ebene zu öffnen, desto schneller gelingt es dir und deinem Partner Muster und Trigger zu erkennen und euch einander zu nähern sowie gegenseitig zu unterstützen, diese Prägungen zu überwinden. Dich auch emotional zu öffnen bedeutet, offen und ehrlich deine tiefsten Emotionen, Bedürfnisse, Erwartungen und Befürchtungen mit deinem Partner zu teilen.

Zentral dabei ist, dass ihr euch beide zuhört und den Emotionen Raum gebt. Denn diese wollen – wie bereits in Kapitel 3 beschrieben – nicht nur benannt, sondern ebenso gefühlt werden. Auf diese Weise kannst du deine verfahrenen, schmerzhaften und frustrierenden Kommunikationsmuster in positive, liebevolle und nährende Interaktionen verwandeln. Dabei sollst und darfst du gerne auch positive Erlebnisse und Emotionen teilen – nicht nur die negativen.

Mein Partner und ich merken inzwischen sehr rasch, wenn wir getriggert sind und Gefahr laufen, uns in destruktive Kommunikationsmuster zu verstricken. Wir haben gelernt, sehr schnell den «Feind», also das destruktive Interaktionsmuster sowie die darunterliegenden Gefühle, Emotionen und Bedürfnisse zu benennen. Dabei gehen wir inzwischen sehr intuitiv vor und nicht mehr nach einem festgelegten Schema. Ein zentrales Element ist dabei unser Bewusstsein, dass wir für unsere Emotionen selbst verantwortlich sind. Das hilft uns, allfällig verstrickte Interaktionen wieder zu «sortieren».

Zurück zu Bill und Maddie: Irgendwann wurde der Druck für Maddie zu groß und sie hat Bill vor die Wahl gestellt: Entweder sie gehen gemeinsam in eine Paartherapie oder sie verlässt ihn. Bill willigt ein, obwohl er sehr skeptisch ist, ob das die beiden weiterbringt. Schritt für Schritt lernen beide, über ihre Emotionen und Bedürfnissen zu reden, statt sich gegenseitig Vorwürfe zu machen oder zu mauern. Ab und zu fallen sie zwar noch in ihre alten Muster zurück – aber einer von beiden schafft es immer, aus dem Teufelsdialog auszusteigen und wieder mehr Nähe und Verbundenheit herzustellen. Die beiden schauen wieder zuversichtlich in die gemeinsame Zukunft.

Übung 19 – Aus negativen Kommunikationsmustern aussteigen

nach Sue Johnson

Für diese Art der Interaktion braucht es Zeit, ungestörte innere und äußere Ruhe, eine positive Einstellung und den Willen, sich wirklich zu bemühen.

1. Das Interaktionsmuster erkennen

In einem ersten Schritt ist es wichtig, dass ihr euch gegenseitig – gemeinsam – auf das destruktive Interaktionsmuster aufmerksam macht, das gerade abläuft. Das Interaktionsmuster an sich ist quasi «der Feind». Dieser Schritt trägt zur Entschleunigung des Geschehens bei, was für die weiteren Schritte hilfreich ist.

2. Das eigene Verhalten beschreiben

Jeder beschreibt, was gerade passiert ist, wie ihr in den Teufelsdialog geraten seid und welcher Schritt zum nächsten geführt hat. *Wichtig:* nur Beobachtungen äußern, keine Interpretationen! Jeder übernimmt dabei die Verantwortung für das eigene Verhalten.

3. Die eigenen Gefühle beschreiben

Jetzt soll jeder beschreiben, was ihr während der Interaktion gefühlt habt. Dabei ist es wichtig, bei sich und seinen eigenen Gefühlen zu bleiben. *Ist da etwa Wut, Traurigkeit, Resignation oder Hilflosigkeit?* Wenn es einfacher ist, könnt ihr auch davon sprechen, dass «ein Teil von mir» sich so und so gefühlt hat. Dadurch ist es möglich, auch widersprüchliche Gefühlswelten zu beschreiben. Wenn nötig nehmt die Tabelle mit Emotionen von Kapitel 3 zu Hilfe.

4. Verantwortung übernehmen für die eigenen Emotionen und die Wirkung auf den Partner

Es ist wichtig, anzuerkennen, dass unser Verhalten das unseres Partners beeinflusst, ihn aus der Balance werfen und tiefe Verlustängste hervorrufen kann. Wir sind zwar in erster Linie für uns selbst verantwortlich und diese Verantwortung sollten wir wahrnehmen. Aber durch die Beziehung haben wir einen Einfluss auf die Gefühlswelt unseres Partners. Und dies sollte man ebenfalls anerkennen.

5. Den Partner nach den tieferliegenden Emotionen fragen

Versuche zu verstehen, welche tieferliegenden Gefühle und Emotionen sich hinter dem Verhalten deines Partners verstecken. *Wurden wunde Punkte getroffen, die man aus vergangenen Beziehungen oder der Kindheit kennt?* Tauscht euch über diese «Trigger» aus. *Wie beeinflussen Sie eure Beziehung? In welchen Situationen werden sie ausgelöst?*

6. Die eigenen tieferliegenden Emotionen mitteilen

Dies ist vielleicht der schwierigste, aber auch der befriedigendste Schritt. In dem Moment, in dem man mit seinen eigenen, tieferliegenden Emotionen, wie Angst, Traurigkeit oder Scham, in Kontakt kommt, verlieren sie in der Regel an Kraft. Wenn du Mühe hast, deine tieferliegenden Emotionen zu erkennen, schließe für einen Moment die Augen und fühle in dich hinein: Was für Körperempfindungen und Emotionen kommen da hoch? Wie würdest du diese benennen?

7. Sich zusammentun

Wenn man die beschriebenen Schritte gemeinsam geht, kann sich die Partnerschaft und die Verbindung erneuern und vertiefen. Als Paar habt ihr wieder gemeinsamen Boden unter den Füßen. Ihr seht euch nicht mehr als Gegner oder Feinde, sondern als Verbündete, die gemeinsam in der Lage sind, die Teufelsdialoge zu stoppen. Geh' wenn nötig nochmals zurück zu Kapitel 3.

8. Sich gegenseitig verzeihen und wertschätzen

Dieser letzte Schritt ist besonders dann wichtig, wenn ihr euch im Teufelsdialog gegenseitig beschimpft oder verletzt habt. Euch gegenseitig um Verzeihung zu bitten hilft, Wunden zu heilen und die Wolken zu beseitigen. Euch gegenseitig zu sagen, wie sehr man sich schätzt und liebt, vertieft die Verbindung.

Zusammengefasst:

- Hinter den destruktiven Mustern verstecken sich oft drei fundamentale Fragen: Bist du da für mich, wenn ich dich brauche? Bin ich dir wichtig? Bist du emotional mit mir verbunden?

- Seid ihr in einem destruktiven Interaktionsmuster gefangen, entsteht ein Teufelskreis, der euch immer weiter nach unten zieht.

- Der erste Schritt, um aus destruktiven Kommunikationsmustern auszusteigen ist, diese als solche zu erkennen und zu benennen.

- Sich in einem zweiten Schritt auf einer emotionalen Ebene zu öffnen, fördert das gegenseitige Vertrauen und die Verbundenheit. Benenne deine Emotionen und Gefühle, welche eine bestimmte Situation in dir ausgelöst hat.

- Je öfter ihr euch auf einer tieferen emotionalen Ebene füreinander öffnet, desto leichter steigt ihr aus dysfunktionalen Kommunikationsmustern aus.

5.7 Dich verletzlich zeigen

«Bei dir darf ich verletzlich sein, ohne
Angst verletzt zu werden.»

Hans-Christoph Neuert

Im vorherigen Kapitel habe ich schon verdeutlicht, wie wichtig es in einer Beziehung ist, über seine tiefsten Ängste und Emotionen zu sprechen. Dies möchten wir hier noch etwas vertiefen. *Fällt es dir schwer, über deine tiefsten Emotionen und Ängste zu sprechen? Wann hast du dich zum letzten Mal jemandem gegenüber ganz geöffnet? Oder hast du das vielleicht noch gar nie gewagt?* Nichts braucht wohl mehr Mut, als sich einem anderen Menschen ganz und gar zu zeigen, mit all seinen Facetten, und verletzlich zu sein. Für viele von uns ist das so schwierig und bedrohlich, dass wir lieber unsere Herzen verschließen. Dafür bezahlen wir einen hohen Preis, denn wir schützen uns damit nicht nur vor Verletzungen, sondern verschließen uns auch vor Nähe, Intimität, Verbundenheit, Freude usw. Aus Angst, etwas oder jemand Geliebtes verlieren zu können, verzichten wir sogar ganz auf etwas, das uns guttun würde. Wir verschließen uns damit vor dem Leben, nehmen nicht wirklich daran teil und entfalten unser Potenzial nicht richtig.

Nur wenn wir uns berühren lassen, können wir uns mit unseren Mitmenschen (emotional) nahe und (seelisch) verbunden fühlen.

Je weniger wir unsere feine, verletzliche Seite spüren, umso mehr suchen wir Befriedigung durch Dinge oder durch Leistung. In einem Film zum Beispiel berühren uns in der Regel jene Szenen am meisten, in denen einer der Protagonisten seine verletzliche Seite offenbart. Uns jemandem ganz und gar zu zeigen und unsere tiefsten Ängste und Emotionen zu offenbaren, ist eine Entscheidung und ein aktiver Prozess. Er bedeutet Hingabe an die Beziehung und an den Partner und ist *ein großes Ja zu uns selbst.* Und ein Ja zu allem, was da ist – die guten wie die weniger guten Seiten. Ein Ja zu den Ängsten und Schatten genauso wie zu den Stärken und positiven Eigenschaften. Das braucht am Anfang Mut – wir fürchten vielleicht, dass unser Partner uns mit unseren Schwächen oder Schatten nicht akzeptieren kann. Diese Angst erweist sich meist als unbegründet – kaum ein Mensch möchte mit einer «Puppe» zusammen sein, die perfekt ist und keine Fehler hat – schließlich haben wir alle Fehler und Schwächen, die wir verstecken. Was wir selbst allerdings als Fehler oder Schwäche ansehen, ist in den Augen unseres Partners vielleicht sogar charmant oder liebenswert.

Kaum etwas ist befreiender, als uns mit all unseren Facetten zeigen zu können.

Und es ist für unseren Partner eine Einladung, es uns gleich zu tun.

Das gleiche gilt für Dinge, die dir schwer auf dem Herzen liegen und die du «beichten» musst, weil du einen (großen) Fehler gemacht hast. Diesen Fehltritt für dich zu behalten wird dich auf Dauer innerlich auffressen. Auch beraubst du deinen Partner oder deine Partnerin der Möglichkeit, dein wahres Ich kennenzulernen – und selbst zu entscheiden, was diese Wahrheit für sie oder ihn bedeutet. Gerade bei vermeintlich schweren Fehltritten ist die Angst verständlicherweise groß, deinen Partner zu verletzen oder sogar zu verlieren. Wenn du es aber nicht transparent machst, baut deine Beziehung auf einer Lüge auf, die keinem von beiden guttut. Ehrlichkeit und Verletzlichkeit sind essenziell – fass dir ein Herz!

Zusammengefasst:

- Sich authentisch und verletzlich zu zeigen belebt, berührt und erzeugt Nähe sowie Verbundenheit.

- Mut zur Verletzlichkeit wirkt befreiend, genauso wie Fehler einzugestehen, die wir begangen haben.

- Je weniger wir unsere verletzliche Seite kennen, desto mehr suchen wir Befriedigung in materiellen Dingen und Leistung.

5.8 Grenzen setzen und Nein sagen

«Wenn du anderen Ja sagst, stelle sicher,
dass du nicht Nein zu dir selbst sagst.»

Paulo Coelho

Unsere eigenen Grenzen zu erkennen und wahren zu können, ist essenziell für unsere seelische Gesundheit. Wenn wir unsere eigenen Grenzen immer wieder überschreiten, riskieren wir gesundheitliche Probleme bis hin zu Depression und Burnout. Notorische «Ja-Sager» fühlen sich irgendwann frustriert, kraftlos und ausgelaugt. Denn hinter jeder

Grenze steckt ein (legitimes) Bedürfnis. Doch vielen von uns fällt es schwer, anderen Menschen gegenüber Nein zu sagen und Grenzen zu setzen. *Gehörst du vielleicht auch zu diesen Menschen?*

Für mich persönlich ist das immer noch eine der größten Herausforderungen, weil ich meinen Partner ja nicht enttäuschen will. Unter der Befürchtung, ihn zu enttäuschen, liegt die Angst, ihn zu verlieren, wenn ich ihm einen Wunsch oder eine Bitte abschlage. Es hat einige Zeit gedauert, bis ich gelernt habe zu vertrauen, dass ein «Nein» nicht gleich das Ende der Beziehung herbeiführt.

Grenzen zu setzen, bedeutet zu kommunizieren, was du möchtest und was nicht.

Oft sind wir aber von der Vorstellung getrieben, dass wir für unseren Partner alles tun müssen, um ihm oder ihr unsere Liebe zu beweisen oder um geliebt zu werden. Oder wir erliegen dem Irrglauben, für das Glück anderer verantwortlich zu sein, perfekt sein oder alles unter einen Hut kriegen zu müssen. Aber manchmal können oder wollen wir die Bedürfnisse des anderen nicht erfüllen, aus unterschiedlichen Gründen: Vielleicht sind wir schlicht nicht dazu in der Lage, vielleicht mögen wir eine Aktivität nicht, die der Partner vorschlägt, oder wir haben die körperliche oder mentale Energie nicht dafür. Manchmal sind es auch unsere persönlichen Lebensumstände, welche die Erfüllung eines Bedürfnisses oder Wunsches verunmöglichen.

Lea ist seit 15 Jahren glücklich mit Richard verheiratet, er ist ihre große Liebe. Sie unternehmen viel miteinander, gehen Wandern, fahren zusammen Motorrad und machen immer wieder einmal kurze Städtetrips. Das Interesse an Motorrädern kommt vor allem von Richard, er hat Lea in diese Welt eingeführt. Sie selbst hat keinen Motorrad-Schein, sie ist immer Beifahrerin. Eigentlich passt sie vom Typ her nicht in die Clique, mit der sie viel unterwegs sind – sie fühlt sich immer ein wenig wie eine Außenseiterin. Hinzu kommt, dass sie die langen Fahrten auf dem Rücksitz von Richards Motorrad nicht wirklich genießt. Es fährt immer die Angst mit, dass etwas passieren könnte. Lange Zeit hatte Lea die Hoffnung, dass ihr das Motorradfahren irgendwann einmal Spaß machen würde, was sich aber leider bis heute nicht bewahrheitet hat. In der letzten Zeit muss sie sich immer mehr dazu überwinden, mitzukommen. Aus Angst, Richard zu verletzen, schweigt sie. Stattdessen sucht sie immer wieder nach Ausreden wie Kopfschmerzen, einen nicht verschiebbaren Termin oder Ähnliches. Bis Richard sie eines Tages zur Rede stellt und wissen möchte, weshalb sie immer wieder «Ausreden» findet. Als Lea ihm gesteht, dass sie Motorradfahren eigentlich nicht mag, war er verständlicherweise vor den Kopf gestoßen. Er hätte sich gewünscht, sie hätte das schon Jahre früher gesagt.

Die Gründe für ein «Nein» sind eigentlich zweitrangig. Viel wichtiger ist es, deine eigenen inneren Grenzen anzuerkennen und deinem Partner gegenüber ehrlich und authentisch zu sein. Nicht nur deshalb, weil du sie sonst immer wieder überschreitest und mit der Zeit vielleicht bewusst oder unbewusst einen Groll gegenüber deinem Partner entwickelst, sondern auch weil dein Partner dich sonst nicht spürt und nicht weiß, wer und wie du in Wahrheit bist.

In der Regel kann ein Partner ein klares, aber liebevolles Nein viel besser annehmen als ein unklares Vielleicht oder ein halbherziges Ja.

Dein Partner weiß dann, wo er bei dir steht und worauf er sich verlassen kann. Es ist dann einfacher, alternative Lösungen zu finden, wenn du klar Stellung beziehst. Etwas deinem Partner «zuliebe» zu tun, ist nur dann liebevoll und authentisch, wenn es von Herzen kommt. Andernfalls ist es beiden gegenüber liebevoller, Nein zu sagen, als sich zu etwas zu zwingen, das mit der Zeit zur «Hypothek» werden kann und die Liebe blockiert. Deine eigenen Grenzen wahrzunehmen, zu kommunizieren und zu wahren ist deshalb nicht egoistisch – es verleiht der Beziehung Stabilität und Orientierung, weil beide Partner einander sicher sein können und nicht eines Tags mit einem Schwall unerwarteter Vorwürfe oder Kritik konfrontiert werden.

Während in toxischen Beziehungen oft ein oder beide Partner ohne Rücksicht auf Verluste (emotionale) Grenzen übertreten, gehört das Setzen von Grenzen zu einer gesunden Beziehung dazu. Eine wichtige Voraussetzung dafür, unsere Grenzen erkennen und kommunizieren zu können, sind ein intaktes Selbstwertgefühl und Selbstliebe, wie in Kapitel 1 beschrieben. Ohne ein intaktes Selbstwertgefühl sind wir auf Bestätigung von außen angewiesen und ordnen uns respektive unsere Bedürfnisse lieber unter, statt Grenzen zu setzen – aus Angst vor Konflikten, Enttäuschung und Verlust der Beziehung. Wenn wir unsere Grenzen nicht schützen, laufen wir zudem Gefahr, dass unser Partner den Respekt vor uns verliert, was sich wiederum negativ auf unser Selbstwertgefühl auswirken kann. Grenzen zu setzen und Selbstliebe zu lernen, gehen deshalb Hand in Hand.

> *Erkenne deinen Wert als Mensch an und sei von ihm überzeugt, dann erst kannst du dich ohne Selbstaufgabe um die Erfüllung der Bedürfnisse anderer kümmern.*

Du wirst es tun, weil du es möchtest und nicht, weil du dich dazu verpflichtet fühlst. Menschen mit einem ausgeprägten Selbstwertgefühl signalisieren ihre Grenzen deutlich und erleben viel weniger Grenzverletzungen. Beim Setzen deiner Grenzen darfst und sollst du auf deinen inneren Kompass, dein Herz, vertrauen, wie in Kapitel 1 beschrieben: *Nur du selbst kannst entscheiden, wo deine Grenzen liegen oder was du brauchst. Niemand kann und soll das für dich tun.*

Übung 20 – Lerne deine Grenzen kennen

Diese Übung kann dir helfen herauszufinden, in welchen Bereichen und Momenten du deine inneren Grenzen ignorierst oder sogar überschreitest:

- Welche Aktivitäten tue ich meinem Partner zuliebe, obwohl ich sie ganz und gar nicht genieße?

- In welchem Bereich gebe ich meine Bedürfnisse und Wünsche zu schnell auf und mache, wie er/sie es wünscht?

- Wovor habe ich Angst, wenn ich bei diesen Aktivitäten oder Themen nein sage? Weshalb willst du deinen Partner nicht enttäuschen?

- Was ist das Schlimmste, was dann passieren könnte?

- Welchen (unbewussten) Nutzen ziehe ich daraus, einfach nachzugeben respektive Ja zu sagen?

- Was würde ich gewinnen, wenn ich Nein sagen und ganz bei mir bleiben könnte?

- Welches Verhalten meines Partners verletzt meine Grenzen? Welches davon nehme ich einfach hin?

- Wann warst du zum letzten Mal wütend auf deinen Partner, und weshalb? Welche Grenze oder welches Bedürfnis wurde in diesem Fall missachtet?

Zusammengefasst:

- Deine eigenen Grenzen zu wahren, ist wichtig für die seelisch-emotionale Gesundheit. Notorische «Ja-Sager» sind irgendwann frustriert und ausgelaugt.

- Ein authentisches Nein ist liebevoller als ein halbherziges Ja. Die Gründe für das Nein sind dabei zweitrangig. Wichtig ist, dass du dir selbst und deinem Partner gegenüber authentisch und ehrlich bist.

- Ein authentisches Ja oder Nein ist wichtig, damit dein Partner dich kennt und seinen Respekt wahrt. Mit der Zeit können Grenzüberschreitungen sonst zur Gewohnheit werden.

- Deine eigenen Grenzen zu wahren trägt zur Stabilität sowie Sicherheit der Beziehung bei und ist Zeichen einer gesunden Beziehung.

- Grenzen zu setzen geht Hand in Hand damit, Selbstliebe zu erlernen. Menschen mit einem hohen Selbstwert setzen leichter Grenzen.

Schlüssel # 6: Wertschätzung & Engagement zeigen

Seinem Partner regelmäßig zu zeigen, wie sehr man ihn schätzt, und sich gegenseitig zu unterstützen, sind wichtige Pfeiler einer Beziehung, die für eine positive Grundstimmung sorgen. Wer das Gefühl der Dankbarkeit in sich nährt, wird mehr von dem in sein Leben ziehen, das er sich wünscht. In diesem Kapitel schauen wir uns deshalb an, wie wir unserem Partner unsere Liebe sowie Wertschätzung zeigen, wie wir sie oder ihn im Alltag unterstützen können und wie wir Konflikte engagiert gemeinsam bewältigen.

6.1 Das Positive in deinem Partner sehen

«Energie folgt der Aufmerksamkeit.»

Unbekannt

Hast du dir schon mal überlegt, wie gut du deinen Partner wirklich kennst? Fallen dir mehr positive oder mehr negative Attribute und Eigenschaften ein? Fühlen sich diese negativen Eigenschaften bedrohlich an, weil dein Partner anders ist als du? Oder verurteilst du bestimmte Denk- und Handlungsweisen deines Partners gar? Welche dieser Eigenschaften projizierst du auf ihn, gehören aber eigentlich zu dir? Nimm dir einen Moment Zeit, um diesen Fragen nachzugehen. Vielleicht magst du dir sogar Notizen machen, um dir bewusst vor Augen zu führen, was du über deinen Partner wirklich denkst.

Ich gehe davon aus, dass nicht nur positive Dinge auf deinem Notizzettel stehen. Wenn jemand anders funktioniert als wir selbst, kann uns das verwirren, ärgern, verunsichern oder irritieren. Wir können es vielleicht nicht einordnen oder verstehen und lehnen das andere Verhalten (unbewusst) ab oder stufen es als schlecht, negativ oder sogar bedrohlich ein. So entsteht mit der Zeit ein Bild respektive eine innere Landkarte unseres Partners mit ganz vielen (positiven und negativen) Eigenschaften und Attributen, die wir ihm oder ihr zuschreiben, wie John Gottman erklärt.

In aller Regel werden jedoch die Vorstellungen, die du über deinen Partner hast, ihm oder ihr nicht gerecht. Denn deine innere Landkarte ist nicht die Realität selbst – sie ist immer nur ein vereinfachtes Abbild der Realität.

Ein weiteres Problem mit dieser inneren Landkarte ist, dass dort Eigenschaften draufstehen, die wir auf ihn oder sie projizieren. Vieles von dem, was wir über unseren Partner denken, wollen wir eigentlich an uns selbst nicht wahrhaben, und schreiben es deshalb ihm oder ihr zu. Die innere Landkarte, die wir von unserem Partner gezeichnet haben, ist also nicht nur unvollständig, sondern auch verzerrt – egal wie detailliert und akkurat sie dir erscheint,

Das bedeutet, dass du deinen Partner nie wirklich «in- und auswendig» kennst, auch wenn du das glaubst. Du bist deshalb eingeladen, die Sichtweise, die Bedürfnisse, Ängste und Sorgen deines Partners immer wieder aufs Neue kennen zu lernen und ihm echtes, authentisches Interesse entgegenzubringen. Erst recht dann, wenn er oder sie in vielerlei Hinsicht anders ist als du selbst und auf deiner inneren Landkarte viele negative Eigenschaften stehen. Die Andersartigkeit ist nämlich keine Gefahr für eure Beziehung: Sie kann im Gegenteil bereichernd sein, weil ihr euch in bestimmten Bereichen vielleicht ergänzen und gegenseitig unterstützen könnt – zumindest solange ihr beide bereit seid, für allfällige Unterschiede in Bezug auf wesentliche Bedürfnisse und Werte neue Lösungen zu finden und euch gegenseitig an- sowie zuzuhören.

Gemäß Gottman ist es deshalb essenziell, die innere Landkarte deines Partners immer wieder zu aktualisieren und vor allem mit positiven Bildern zu füllen. Denn wir Menschen ändern und entwickeln uns laufend.

Die innere «Landkarte», die wir von unserem Partner haben, strahlt nämlich in die Beziehung hinein und sabotiert so unbewusst deine Bemühungen um eine bewusste Beziehung. Außerdem wird das, worauf wir unsere Aufmerksamkeit richten, größer. Richtest du den Fokus auf die positiven Seiten deines Partners, wirst du diese verstärkt wahrnehmen, und umgekehrt. Bestimmt gibt es viele Eigenschaften, die du an deinem Partner sehr schätzt. Vergegenwärtige dir diese regelmäßig und teil ihm mit, was du an ihm besonders magst. Das wird die Energie zwischen euch verbessern und eure Herzen öffnen.

Wenn du positiv über deinen Partner denkst und sprichst, erhöhst du die Chance, dass er positiv über dich denkt und spricht.

Des Weiteren lade ich dich ein, einen ehrlichen Blick in den Spiegel zu werfen – welche der Eigenschaften, Defizite und Fehler, die du deinem Partner zuschreibst, gehören eigentlich zu dir selbst? Was möchtest du an dir selbst nicht wahrhaben oder annehmen? Was auch immer es ist – sieh hin und nimm es liebevoll an. Wie oft tun wir unseren Partnern unrecht mit unseren Projektionen, ohne dass wir uns dessen bewusst sind. Wenn es dir schwerfällt, deine eigenen Mängel anzuerkennen, braucht es vielleicht eine Wiederholung von Kapitel 1.

Dann ist da noch die seelische Ebene, die unter der Schicht aus Charaktereigenschaften, Verhaltensweisen und Fähigkeiten liegt. Sie ist die Essenz, die aus jedem Menschen herausstrahlt, und die du bei deinem Partner– bewusst oder unbewusst – wahrnimmst. Unsere Seele entspringt der Quelle, die mit allem verbunden ist, und ist reine Liebe. Wenn du es schaffst, hinter der Schicht aus Eigenschaften und Zuschreibungen die Seelenessenz zu erkennen, wird sich deine innere Landkarte deines Partners immer mehr ins Positive wenden und du wirst automatisch mehr Mitgefühl und Liebe für ihn empfinden.

Man sagt, dass die Augen das Tor zur Seele seien: Wenn ich meinem Partner lange in die Augen schaue, spüre ich seine Seele, und ich werde von tiefer Liebe überflutet – egal, ob wir uns fünf Minuten vorher gezofft haben oder ob ich mich über seine Macken nerve. Ich sehe dann sein Licht und fühle mich mit ihm tief verbunden. Seine Seelenessenz ist wie ein Leuchtstern, an dem ich mich orientieren kann, wenn mich mein Ego mal wieder hinters Licht führt. *Hast du das auch schon einmal so empfunden?* Die folgende Übung kann dir dabei helfen, die Seelenessenz deines Partners zu erkennen.

Übung 21 – In die Seele blicken

Diese Übung hilft euch dabei, hinter die Fassade und tief in die Seele des anderen zu blicken. *Welche Aktivitäten tue ich meinem Partner zuliebe, obwohl ich sie ganz und gar nicht genieße?*

1. Setzt euch gegenüber hin, in einem Abstand, der sich für euch beide stimmig anfühlt – ob auf dem Boden oder auf Stühlen, spielt keine Rolle.

2. Schaut euch gegenseitig 10 Minuten ins linke Auge des anderen, ohne dabei zu reden.

3. Wenn ihr möchtet, könnt ihr die Wirkung der Übung noch verstärken, indem ihr zu Beginn der Übung gleichzeitig im gleichen Rhythmus drei Mal tief ein- und ausatmet. Das beruhigt das Nervensystem.

4. Nehmt die Gefühle, Körperempfindungen und Gedanken wahr, die während der Übung allenfalls hochkommen. Falls Tränen kommen, lasst sie einfach fließen.

Zusammengefasst:

- Konzentriere dich auf die positiven Eigenschaften deines Partners, dann wirst du diese verstärkt wahrnehmen.

- Die Andersartigkeit deines Partners kann eine Bereicherung für eure Partnerschaft sein, keine Bedrohung.

- Erneuere die «innere Landkarte» deines Partners laufend, lerne ihn immer wieder neu kennen. Sie bestimmt darüber, was du über deinen Partner denkst.

- Die «innere Landkarte» deines Partners setzt sich aus Eigenschaften und Attributen zusammen, die du ihm zuschreibst.

- Anerkenne die Eigenschaften, die du auf deinen Partner projizierst. Dafür ist es wichtig, dass du dich selbst gut kennst.

- Dein Partner ist nicht nur eine Ansammlung von Eigenschaften – erkenne seine Seelenessenz.

6.2 Wertschätzung und Dankbarkeit zeigen

«Nicht die Glücklichen sind dankbar. Es
sind die Dankbaren, die glücklich sind.»

Francis Bacon

Nebst Mitgefühl, Liebe und Freude gehören Dankbarkeit und Wertschätzung zu den stärksten Gefühlen in uns und im Universum. Ein Mangel an Wertschätzung und Dankbarkeit in der Beziehung kann darauf hindeuten, dass wir den Blick für die positiven und schönen Dinge verloren haben, den Partner, beziehungsweise seine Gesten, als selbstverständlich erachten, oder dass die innere Landkarte unseres Partners zu viele negative Bilder enthält.

> **Wer ehrlich dankbar ist für seinen Partner und für die Beziehung, kann in sich ein tiefes Gefühl der Zufriedenheit und Freude erleben.**

Dankbarkeit zu verspüren, hat primär Vorteile für einen selbst. Gemäß dem Gesetz der Anziehung bekommt man nämlich mehr von dem, wofür man dankbar ist. Das Universum bekommt Bestätigung, dass dir etwas gefällt und schickt dir mehr davon.

Was aber, wenn du momentan nicht siehst, wofür du dankbar sein kannst? Was, wenn Beziehungsfrust und Unzufriedenheit überwiegen? Dann halte einen Moment inne und überlege dir, was dir in deinem

Beziehungsleben täglich Gutes widerfährt – selbst wenn es vermeintlich noch so kleine Dinge sind. *Liste alles auf, was dir in den Sinn kommt!* Das Gefühl der Dankbarkeit ist wie eine Pflanze, die regelmäßig gegossen werden will. Nur, wenn du ihr Aufmerksamkeit schenkst, wird sie wachsen. Und wenn du dankbar bist für all die kleinen und großen Dinge in deinem Leben, bist du in der Fülle – und kannst diese Dankbarkeit und Fülle deinem Partner gegenüber zeigen.

Denn wenn du deinem Partner gegenüber Dankbarkeit und Wertschätzung äußerst, löst du auch bei ihm oder ihr positive Gefühle aus. Wir Menschen wollen nämlich wichtig sein, vor allem für den Liebespartner, und Wertschätzung erfahren. Nicht nur für die (vielen) kleinen oder großen Dinge, die wir täglich für unseren Partner tun, sondern schlicht für die Tatsache, dass wir existieren und ein Stück des Weges mit unserem Partner teilen.

Wie du deine Wertschätzung deinem Partner gegenüber zeigen kannst, ist individuell und hängt von dessen bevorzugten Liebessprache ab – darauf gehen wir im nächsten Kapitel näher ein. Damit kreierst du einen positiven Grundton, von dem sich dein Partner oder deine Partnerin getragen fühlt, denn kleine Gesten entfalten oft eine große Wirkung.

Deine Dankbarkeit und deine Wertschätzung solltest du jedoch nicht von den Dingen abhängig machen, die dein Partner für dich tut oder nicht tut. Dankbarkeit kannst du in dir kultivieren, egal, was du im Außen bekommst oder erfährst. Je mehr du das Gefühl der Dankbarkeit in dir – unabhängig dieser Dinge – spürst und nährst, desto mehr richtet sich dein Blick automatisch auf die schönen Dinge und umso mehr positive Dinge widerfahren dir im Leben generell, gemäß dem universellen Gesetz der Anziehung. Und je mehr positive Aspekte du in deiner Beziehung und in deinem Partner erkennst und würdigst, desto mehr stärkt das eure Beziehung und gibt euch Kraft auch für schwierige Momente.

Zusammengefasst:

- Nimm bewusst Notiz von all den guten Dingen in deinem Leben und richte deinen Fokus verstärkt darauf.

- Je dankbarer du bist für alles, was dir das Leben schenkt, desto mehr gute Dinge werden sich in deinem Leben zeigen, ganz nach dem Gesetzt der Anziehung.

- Bringe deinem Partner regelmäßig Wertschätzung & Anerkennung entgegen. Das stärkt eure Beziehung.

- Fühle Dankbarkeit auch unabhängig davon, was dein Partner für dich tut.

6.3 Die Liebessprache deines Partners verstehen

«Ein Tropfen Liebe ist mehr als
ein Ozean Verstand.»

Blaise Pascal

Jeder Mensch hat eine andere Art und Weise, wie er seine Liebe für einen Menschen zum Ausdruck bringt – und wie er die Liebe des Partners oder der Partnerin interpretiert und versteht. Der US-amerikanische Paarberater und Autor Gary Chapman hat in seinem Buch «5 Sprachen der Liebe» fünf Arten beschrieben, wie Paare sich gegenseitig ihre Liebe zeigen. Im Laufe seiner Tätigkeit als Paartherapeut hat er festgestellt, dass sich ganz viele Partner zu wenig wertgeschätzt und geliebt fühlen, weil sie die «Liebessprache» des anderen nicht verstehen und es deshalb zu vielen Missverständnissen sowie zu Frust kommt. Man zeigt sich wiederholt Liebe und Wertschätzung, der Partner erkennt diese Zeichen und Gesten aber nicht. Es ist fast so, erklärt Chapman, als würde der eine Partner dem anderen etwas in «Chinesisch» erklären, obwohl dieser die Sprache gar nicht beherrscht, und umgekehrt.

Wenn du zum Beispiel Geschenke liebst, während dein Partner nichts mit Materiellem anfangen kann, ist der Frust vorprogrammiert, wenn du ihm voller Freude etwas aus den Ferien mitbringst. Oder wenn du zum Beispiel Unterstützung im Alltag als etwas Liebevolles empfindest, das von deinem Partner aber nicht bekommst. Oder wenn gemeinsame Zeit für dich sehr wichtig ist, oft aber zu kurz kommt und du deine «Beziehungsbatterien» nicht genügend aufladen kannst.

Welche Liebessprache(n) wir bevorzugen, steht oft im Zusammenhang mit unseren Prägungen aus unserer Kindheit. In der Regel hat jeder Mensch eine bevorzugte Liebessprache und spricht und versteht zwei weitere vertraute «Fremdsprachen der Liebe», die fast genau gleich sein können. Diese können sich im Laufe des Lebens aber auch ändern, je nach persönlicher Entwicklung oder Person, mit der man eine Beziehung führt.

Wenn unser Vater uns zum Beispiel mit Geschenken überhäuft hat als Kompensation für seine ständige berufsbedingte Abwesenheit, haben wir heute vielleicht eine starke Abneigung dagegen – oder auch eine besondere Vorliebe dafür – je nachdem, was diese Geschenke für Gefühle in uns ausgelöst haben. Das Gleiche gilt vielleicht für Fürsorge. Wenn unsere Mutter uns viel umsorgt hat und wir das genossen haben, umsorgen wir vielleicht unseren Partner gerne auf ähnliche Weise. Wenn uns die Fürsorge unserer Mutter zu viel war, haben wir wahrscheinlich heute vielleicht eher eine Abneigung dagegen.

DIE FÜNF ZAUBERSPRACHEN DER LIEBE
nach Gary Chapman

1. Lob & Anerkennung

Wenn du diese Liebessprache bevorzugst, drückst du deine Liebe in Worten aus, und zwar in Form von Wertschätzung, Lob, Verständnis oder Zustimmung. Du fühlst dich besonders geliebt, wenn du Anerkennung für Charaktereigenschaften, eine Leistung oder eine Tätigkeit bekommst. Du hörst gerne Sätze wie «Schön, dass es dich gibt!» oder «Du bist mein absoluter Traummann!». Von einem Lob oder Kompliment kannst du sehr lange zehren.

2. Zweisamkeit

Ist das deine bevorzugte Liebessprache, möchtest du viel «Quality Time» mit deinem Partner verbringen. Du fährst gerne in den Urlaub mit ihm oder ihr, gehst gerne einem gemeinsamen Hobby nach und pflegst gerne Rituale wie gemeinsame Mahlzeiten. Du schätzt es, wenn er oder sie dir (die volle) Aufmerksamkeit schenkt, ein anregendes Gespräch mit dir führt oder dich anruft, wenn räumliche Nähe nicht möglich ist. Ein gemeinsamer Ausflug in die Berge ist für dich so kostbar wie für andere ein Kompliment.

3. Hilfsbereitschaft

Du fühlst dich besonders geliebt, wenn man dir bei alltäglichen Dingen unter die Arme greift und dir lästige Aufgaben abnimmt. Sei es nun, den Abwasch zu machen, den Einkauf zu übernehmen oder das defekte Fahrrad zu reparieren. Du bist sehr dankbar für jeden Dienst, den man dir erweist, denn du anerkennst die Mühe und die Zeit, die dein Partner dafür aufwendet.

4. Geschenke

Wenn diese Sprache bei dir sehr ausgeprägt ist, liebst du es, mit einem Geschenk überrascht zu werden, das dich lange an den geliebten Partner erinnert. Dabei spielt es keine Rolle, ob es sich um große oder kleine Aufmerksamkeiten handelt – du freust dich über jedes von Herzen kommende Geschenk.

5. **Zärtlichkeit**

Wenn du diese Liebessprache bevorzugst, sind dir körperliche Nähe, Berührungen und Sex sehr wichtig. Du fühlst dich geliebt und geborgen, wenn du die Hand deines Partners halten, ihn umarmen und küssen kannst. Sex ist für dich mehr als nur die Befriedigung eines körperlichen Bedürfnisses – du stellst damit emotionale Nähe her und füllst damit deinen Liebestank.

Die Liebessprache(n) verstehen und sprechen lernen

Erkennst du deine eigene(n) Liebessprache(n) und jene deines Partners aus den Beschreibungen? Wenn noch nicht klar genug, können dir vielleicht die folgenden Fragen helfen:

- In welchen Momenten fühlst du dich von deinem Partner besonders geliebt? Was tut ihr da zusammen oder was tut er/sie für dich?

- In welchen Momenten reagiert dein Partner mit freudigen Augen oder ist sogar zu Tränen gerührt? Was tut ihr da gerade, oder was tust du für sie/ihn?

- Was kommt zu kurz in eurer Beziehung, für dich und für deinen Partner?

- In welchen Situationen oder Momenten fühlst du dich ignoriert, im Stich gelassen oder ungeliebt? Was würdest du dir in dem Moment von deinem Partner wünschen, was bräuchtest du von ihm/ihr?

Eva und Brigitte sind erst seit kurzem ein Paar, sie kennen sich noch nicht so lange. Eva liebt lange und tiefgründige Gespräche zu zweit, gemeinsame Rituale und gemeinsame Aktivitäten – auch eine wertschätzende und achtsame Kommunikation ist ihr wichtig. Als Minimalistin kann sie mit Geschenken nicht viel anfangen. Brigitte auf der anderen Seite braucht viel körperliche Nähe, um sich geliebt zu fühlen, sowie Unterstützung bei alltäglichen Dingen. Sie ist eine Lebefrau, die sich gerne mit Freunden trifft und oft auf Reisen geht, dafür aber das Alltägliche manchmal etwas vernachlässigt. Zu Beginn ihrer Beziehung hat Brigitte Eva immer mal wieder eine Kleinigkeit von ihren Städtereisen mitgebracht, die sie mit ihren Freunden unternommen hat. Eva hat diese jeweils ohne großen Kommentar entgegengenommen und sich nicht getraut, Brigitte zu sagen, dass sie damit nichts anfangen kann. Für Eva ist die gemeinsame Zeit, die sie mit Brigitte verbringt, eigentlich zu kurz. Sie würde sich mehr gemeinsame Aktivitäten ohne die Freunde von Brigitte wünschen. Dafür hat Brigitte manchmal Mühe, wenn Eva mal keine Lust auf Sex hat – im Bett fühlt sich Brigitte Eva besonders nah. Da beide schon vorher in Beziehungen waren, wissen sie, wie wichtig es ist, über die eigenen Bedürfnisse und Wünsche zu reden. So lernen sie sich immer besser kennen und die Sprache der Liebe des anderen zu verstehen und zu sprechen.

Gerade in langjährigen Beziehungen ist es wichtig, die anfänglichen Liebesbeweise nicht zu vergessen. Das können kleine Dinge sein wie ein Post-it mit einer Liebesbotschaft, den man auf dem Weg zur Arbeit in seiner Tasche findet, oder eine sauber gemachte Küche, wenn der Partner nach Hause kommt, oder das Lieblingsessen des Partners als Überraschung.

Dann zahlen deine Liebesbeweise direkt auf das Konto der positiven Erfahrungen ein und wärmen das Herz deines Partners – und deines auch.

Übung 23 – Gemeinsame Liebes-Box

Für diese Paarübung braucht ihr kleine Kärtchen aus Karton, eine schöne Box und Stifte.

- Überlegt euch gemeinsam, welches eure bevorzugten Liebessprachen sind. Schreibt für jede Liebessprache mindestens fünf Dinge, Aktivitäten oder Gesten, die ihr euch von eurem Partner wünscht, auf je ein Kärtchen.

- Legt die Kärtchen in die Box. Wenn eine/r sich vom anderen einen «Liebesweis» in einer bestimmten Form wünscht, nimmt er das Kärtchen aus der Box und legt es irgendwo gut sichtbar für den Partner hin. Der weiß dann, was zu tun ist.

Zusammengefasst:

- Jeder Mensch spricht eine andere Liebessprache. Keine Sprache ist besser oder schlechter als die andere.

- Kleine Liebesbeweise in der «richtigen» Sprache geben dem Partner das Gefühl, geliebt zu werden.

- Lerne deine bevorzugte(n) Liebessprache(n) und die deines Partners kennen und sprechen.

6.4 Balance zwischen Geben und Nehmen finden

Eine Balance zwischen Geben und Nehmen zu finden, ist ein weiterer Schlüssel zu einer erfüllenden Liebesbeziehung. Den meisten Menschen fällt es leicht, anderen ihre Hilfe anzubieten, ihnen etwas zu schenken und etwas für sie zu tun. Etwas anzunehmen hingegen fällt vielen schwer. *Gehörst du auch zu diesen Menschen?*

Wenn ja, führe dir vor Augen: Damit wir etwas geben können, muss es jemanden geben, der unsere Liebesdienste anzunehmen bereit ist. Geben ist deshalb nicht zwingend seliger als nehmen: Manchmal ist etwas anzunehmen der größte Liebesbeweis, den man seinem Partner machen kann. Du machst ihr oder ihm dabei einen genau so großen Gefallen, wie sie oder er dir und die Liebe zwischen euch kann fließen.

Nicht nur der Beschenkte empfindet Freude und Zufriedenheit, sondern auch der Gebende, weil er die Freude in den Augen seines Partners sieht und spürt.

Zum Geben gehört das Nehmen deshalb unbedingt dazu und ist somit gleichwertig. *Aber vielleicht gehörst du zu den Menschen, die sich schwer damit tun, Unterstützung oder materielle Hilfe anzunehmen? Weil du glaubst, es nicht Wert zu sein oder weil du glaubst, den Gefallen zurückgeben zu müssen, oder schlicht, weil du es gewohnt bist, alles allein zu machen oder sogar anderen zu helfen?*

In dem Moment, in dem du dir erlaubst, zu empfangen, wird eine große Last von deinen Schultern fallen, weil du endlich einmal «schwach» sein darfst, auch endlich an der Reihe sein darfst und etwas bekommst statt nur zu geben.

In einer Beziehung ist es enorm wichtig, dass sich Geben und Nehmen in etwa die Waage halten. Wenn du das Gefühl hast, viel mehr zu geben als dein Partner, kannst du dich ausgenutzt oder unfair behandelt fühlen. Allenfalls bekommst du das Gefühl, deine Partnerin engagiere sich weniger für die Beziehung und sei weniger «committed».

Wenn du dieses Gefühl hast, sprich das unbedingt an, bevor es dich frustriert und du die ganze Beziehung in Frage stellst. So könnt ihr gemeinsam einen Weg finden, wie ihr mehr Balance herstellt und du die Gesten deines Partners leichter annehmen kannst. So entsteht eine Partnerschaft auf Augenhöhe, in der ihr euch beide wohlfühlt.

Übung 24 – Fünf Wünsche

1. Überlege dir 5 Dinge, die du dir schon länger – insgeheim oder auch offen – von deinem Partner wünschst. Sei es eine Massage, ein Buch, ein selbst zubereitetes Abendessen oder eine gemeinsame Reise.

2. Denke nach, welchen Wunsch du zuerst an deinen Partner äußern möchtest und wie. Erinnere dich dabei an die Regeln der gewaltfreien Kommunikation aus Kapitel 5.

3. Rede mit deinem Partner über deinen Wunsch. Spüre in dich hinein, wie es sich anfühlt, darüber zu sprechen – und allenfalls,

wie es sich anfühlt, wenn du deinen Wunsch erfüllt bekommst. Umgekehrt kannst du auch einen Partner fragen, was er sich von dir schon lange wünschen würde.

Zusammengefasst:

- Geben und Nehmen sollten in der Balance sein. Gib und empfange aus vollem Herzen.

- Die Liebe deines Partners anzunehmen, ist ein Liebesbeweis und erfüllend für deinen Partner.

- Hilfe oder Liebe anzunehmen, kann befreiend sein. Du darfst dich endlich hingeben.

6.5 Sich bei Stress gegenseitig unterstützen

«Ruhe im Innern, Ruhe im
Äußern. Wieder Atem holen
lernen, das ist es.»

Christian Morgenstern

In der heutigen Zeit ist Stress einer der Faktoren, die Paare am meisten belasten, wie man aus der Paarforschung weiß. Prof. Dr. Guy Bodenmann hat in seinen Studien gezeigt: Stress kann zu schleichender Entfremdung führen. Es ist ein langsamer Prozess, der von vielen kleinen Situationen und Interaktionen geprägt ist, die (negative) Spuren hinterlassen und irgendwann das berühmte Fass zum Überlaufen bringen. Es gibt chronischen Zeitmangel für das Paar, die Kommunikation verschlechtert sich, es kommen vielleicht gesundheitliche Probleme hinzu und problematische Persönlichkeitsmerkmale, die in Stresssituationen sichtbar werden.

Unter Stress reagierst du anders als sonst: Du wirst rigider, unnachsichtiger, intoleranter und dominanter, was eben zu Entfremdung und schließlich zu Unzufriedenheit in der Partnerschaft führt. Ihr bringt euch gegenseitig weniger Verständnis sowie Empathie entgegen, weil ihr glaubt, dass der Alltagsstress nichts Besonderes ist und ihr ihn jeweils allein bewältigen müsst.

Es fehlt das Bewusstsein, dass man den Partner unterstützen sollte, sodass dieser sich in der Folge mit seinem oder ihrem Stress und den Herausforderungen allein gelassen fühlt. Besonders markant ist das bei persönlich relevantem Stress, der einen Trigger-Punkt trifft und allenfalls einen bitteren Nachgeschmack hinterlässt. Dieser kann eine Beziehung stärker belasten als normaler Alltagsstress, und dort braucht man die Unterstützung des Partners umso mehr. *Wie geht ihr mit Alltagsstress um? Seid ihr ein gutes Team? Oder streitet ihr allenfalls oft über die alltäglichen Dinge?*

Wie stressig eine Situation erlebt wird, hängt davon ab, wie man die Situation einschätzt respektive bewertet. Dies geschieht nach Prof. Dr. Richard Lazarus in einem ersten, meist unbewussten Schritt blitzschnell im Limbischen System, **das eine potenziell stressige und bedrohliche Situation wie folgt bewerten kann:**

1. **Als Bedrohung:** was Angst auslösen kann und entweder aktiviert (damit man fliehen kann) oder blockiert (und erstarrt).
2. **Als Verlust:** was Traurigkeit auslöst und entweder lähmt oder hemmt.
3. **Als Provokation oder Schädigung:** was Ärger oder Wut auslöst – was zu einer gereizten oder übersteigerten Reaktion führt.
4. **Als Herausforderung:** was aktiviert, stimuliert und anregt.

Ob du eine Situation als besonders bedrohlich und belastend erlebst, hängt von deiner Vorgeschichte sowie deinen Mustern und Triggern ab, die du im Laufe deines Lebens entwickelt hast, wie in Kapitel 2 beschrieben.

Die Kenntnis über unsere eigenen wunden Punkte ist deshalb in Bezug auf Stress enorm wichtig.

Was für den einen eine Bagatelle ist, wie zum Beispiel den Bus zu verpassen, kann beim anderen immensen Stress auslösen. In einem zweiten, ebenfalls meist unbewussten Schritt prüfst du, welche Anforderungen du durch die Stresssituation zu erfüllen hast, wie zum Beispiel Erwartungen anderer, eigene Leistungsstandards etc. und ob uns die Ressourcen zur Verfügung stehen, um die vermeintlichen Anforderungen zu erfüllen.

Wenn mehr Ressourcen zur Verfügung stehen als du benötigst, fühlst du Unterforderungsstress, und wenn du weniger Ressourcen zur Verfügung hast als du benötigst, entsteht Überforderungsstress. Wenn sich Ressourcen und Anforderungen die Waage halten, empfindest du keinen Stress und bereits erlebter Stress verfliegt.

Sybille und Damian waren seit 15 Jahren ein Paar und hatten zwei Kinder im Alter von 3 und 1 Jahr, als sich die Probleme in ihrer Beziehung markant mehrten. Mit der Geburt des zweiten Kindes nahm die körperliche und mentale Belastung für Sybille stark zu. Das zweite Kind war ein schlechter Schläfer, der Junge wachte in der Nacht mehrmals auf und ließ Sybille kaum zur Ruhe kommen, zumal Damian die Kinder in der Nacht nicht hörte und sie die Kinder allein versorgte. Hinzu kam, dass ihr Erstgeborener ein sehr lebhaftes Kind war, das tagsüber viel «Action» brauchte. Sie verbrachte viel Zeit draußen mit ihm, um seinem Bewegungsdrang gerecht zu werden. Dies führte jedoch dazu, dass sie tagsüber kaum Pausen einlegen konnte, um den Schlafmangel auszugleichen und auch die Aufgaben im Haushalt blieben liegen. Als sie, sechs Monate nach der Geburt des zweiten Kindes, wieder Teilzeit zu arbeiten begann, verschärfte sich die Situation für Sybille. Die Zeit, die ihr im Geschäft zur Verfügung stand, reichte nicht aus, um ihre Aufgaben zu erledigen, sie hätte jeweils Überstunden machen müssen. Dies war jedoch nicht möglich, da sie wegen der Kinder abends rechtzeitig zu Hause sein musste. Hinzu kam, dass sie jeweils diejenige war, die zu Hause blieb, wenn die Kinder krank waren. Damian fand, dass sein Job wichtiger sei als ihrer. In einem Gespräch versuchte sie ihrem Mann zu erklären, dass sie sich mit den Kindern, der Arbeit und dem Haushalt überfordert und allein gelassen fühle und mehr Unterstützung brauche. Sie äußerte auch den Wunsch, die Kinder nicht jede Nacht allein versorgen zu müssen, da sie selbst ja auch ein paar Tage in der Woche arbeite und zunehmend übermüdet sei. Damian hatte große Mühe, sich auf diese Gespräche einzulassen, da er fand, dass Sybille sich ja die Kinder gewünscht hätte und «jetzt zufrieden sein» solle. Er war zudem nicht bereit, sie mehr zu entlasten oder eine andere Art der Kinderbetreuung zu engagieren, die für Sybille die dringend nötige Entlastung gebracht hätte. Er wollte kein Geld dafür ausgeben. Sybille fühlte sich mit ihren Sorgen und Anliegen zunehmend allein und im Stich gelassen. Dies führte dazu, dass sie sich innerlich immer mehr von ihm distanzierte. Da sich Damians Haltung auch nach längerer Zeit und vielen Gesprächsversuchen nicht änderte, trennte sie sich schlussendlich von ihm.

Stress, der von außen auf die einzelnen Partner einwirkt, schwappt auf die Paarbeziehung über – ob wir das wollen oder nicht. Vielleicht kommen wir gestresst von der Arbeit und möchten erst mal unsere Ruhe haben, während unser Partner eine ganz andere Reaktion erwartet, was bei ihr dann negative Gefühle auslöst. Oder wir hatten einen anstrengenden Tag mit den Kindern und wären froh, die Verantwortung abends dem Partner abgeben zu können, während dieser jedoch zuerst einmal selbst seine Pause braucht.

Nicht immer erkennen wir auf Anhieb, ob unser Partner gestresst ist oder nicht. **Folgende Anzeichen geben nach Bodenmann Hinweise darauf:**

1. **Verbale Ebene:** Aussagen über Belastungen; Beschreibung negativer Gefühle; Gereiztheit; Vorwürfe; Beschuldigungen; Anklagen; Kritik etc.
2. **Paraverbale Ebene:** Gereizter Tonfall; ungeduldige, zittrige, laute, leise oder überhöhte Stimme; schneller oder langsamer Sprechrhythmus
3. **Nonverbale Ebene:** Abwendung des Körpers; Verschlossenheit; Anhänglichkeit; sich abschirmen; zittern; stöhnen; kalte Hände; Herzklopfen; vermeiden von Blickkontakt u. ä.

Wenn du eines dieser Anzeichen bei deinem Partner erkennst, solltest du hellhörig werden und einen Moment innehalten. Spiegle was du hörst und wahrnimmst oder frage nach, was allenfalls passiert ist, oder die Ursache für deine Wahrnehmung sein könnte.

Damit du deinen Partner in Stresssituationen angemessen unterstützen kannst, sollte er nach Bodenmann das Geschehene sowie die Gefühle beschreiben, die das Ereignis in ihm oder ihr ausgelöst hat. Je genauer, expliziter und tiefer dein Partner seine Emotionen beschreiben und benennen kann (Achtung vor Pseudo-Gefühlen, siehe Kapitel 3), umso eher bist du in der Lage, ihn angemessen zu unterstützen.

Es ist wichtig, deiner Partnerin in erster Linie auf der emotionalen Ebene Unterstützung anzubieten – und sie erst dann allenfalls problembezogen zu unterstützen, wie etwa beim Informationen beschaffen oder Aufgaben übernehmen.

Den Stress für sich zu behalten oder nur oberflächlich oder implizit zu kommunizieren ist nicht hilfreich, weil sich die negative Energie beziehungsweise die Emotionen anstauen und zu (weiteren) Spannungen in der Partnerschaft führen können. Vielleicht braucht dein Partner zuerst einen Moment Zeit, um sich zu sammeln, bevor er über seine Innenwelt reden kann. Dann wäre eine angemessene Unterstützung, ihm diesen Raum zu geben, bis er bereit ist, über die Situation zu sprechen. Deinen Partner zu etwas zu drängen, wäre in dem Moment kontraproduktiv.

So kannst du stressbehaftete Situationen effektiv deeskalieren:

1. Zeige Interesse und frage nach, was genau bei deinem Partner Stress ausgelöst hat. Fragen wie «*Wie war das für dich?*» oder «*Was hat dich besonders gestresst?*» können hilfreich sein.

2. Höre aktiv zu und zeige Verständnis, indem du zum Beispiel bestärkend nickst, indem du Dinge sagst wie *«Ich verstehe (dich)»*, oder *«das kann ich gut nachvollziehen»*.

3. Biete (emotionale) Unterstützung an.

So kann ein wohltuendes Gespräch entstehen, das die Beziehung stärkt. Wenn du jedoch ebenfalls gereizt auf den Partner reagierst , der bereits gereizt nach Hause kommt, dreht sich die Spirale aus Gereiztheit, Stress, Frust und Aggression nur weiter nach oben. Denn der Stress deines Partners beeinflusst dich zwangsläufig durch die Bindung, die ihr miteinander habt.

Aufpassen darfst du laut Bodenmann beim Zuhören: dass du nicht vorschnell oberflächliche, uninspirierte oder floskelhafte Unterstützung oder Ratschläge anbietest, bevor du deinen Partner überhaupt verstanden hast. Noch destruktiver ist es, die Reaktion oder die Emotionen des Partners herunterzuspielen: «Das ist nicht so schlimm. Mach nicht so eine große Sache daraus.», denn das kann großen Frust auslösen (siehe auch Kapitel 5 zu Kommunikationsblockaden).

Aktives Zuhören ist auch hier die Grundlage für Empathie, Verständnis und angemessene Unterstützung.

Wenn ihr euch als Paar euren Stress ungenügend mitteilt, euch gegenseitig nicht richtig zuhört und wiederholt unpassende Unterstützung anbietet, riskiert ihr, auf lange Sicht unglücklich in der Beziehung zu werden.

So kannst du nach Bodenmann deinen Partner angemessen emotional unterstützen:

- Bringe Verständnis, Einfühlungsvermögen und Wertschätzung zum Ausdruck.

- Solidarisiere dich mit den Gefühlen deines Partners.

- Signalisiere Zusammenhalt – sei für deinen Partner da.

- Unterstütze ihn oder sie darin, sich zu beruhigen oder zu entspannen.

- Biete Körperkontakt an, wie halten, umarmen, küssen etc.

- Mache ihm oder ihr Mut.

- Hilf ihm oder ihr, die Situation neu zu bewerten.

- Relativiere die Schuld deines Partners.

Wenn ihr es schafft, Stress gemeinsam zu bewältigen, stärkt dies das Wir-Gefühl, festigt das Vertrauen ineinander und ihr fühlt euch mehr verstanden sowie getragen.

Insgesamt erhöht sich die Beziehungs- und die Lebenszufriedenheit sowie das Gefühl von Liebe und Nähe, und ihr werdet eure Beziehung als wertvolle Ressource erleben.

Übung 25 – Dyadisches Coping

nach Prof. Dr. Guy Bodenmann

Mit diesen Schritten könnt ihr schwierige Situationen gemeinsam effektiv bewältigen.

So kannst du deinem Partner deinen Stress mitteilen:

1. Beschreibe kurz, was vorgefallen ist und was der Auslöser der Stresssituation war.

2. Beschreibe, wie du dich in der Situation gefühlt hast und welche deine tiefsten/stärksten Emotionen waren.

3. Beschreibe den wunden Punkt (Trigger), den die Situation getroffen hat, und die darunterliegenden Bedürfnisse.

So kannst du deinen Partner angemessen und empathisch unterstützen, wenn er gestresst ist:

1. Erkenne, dass etwas nicht stimmt respektive, dass dein Partner gestresst ist.

2. Frage freundlich und einladend nach, was geschehen ist.

3. Höre ihm/ihr aufmerksam zu. Frage nach, wenn du etwas nicht verstehst, stelle offene Fragen. Fasse zwischendurch zusammen, was du gehört und verstanden hast, ohne zu interpretieren. Achte dabei vor allem auf den emotionalen Selbstausdruck deines Partners.

4. Biete ihm/ihr, wenn nötig, Unterstützung an, die seinen/ihren Bedürfnissen entspricht. Achte dabei vor allem auf Unterstützung auf der emotionalen Ebene.

Anschließend soll dir dein Partner mitteilen, wie hilfreich und effektiv er/sie die angebotene Unterstützung erlebt hat, und was dazu beigetragen hat, dass er/sie sich besser fühlt (oder auch nicht, falls du etwas anderes gebraucht hättest).

Zusammengefasst:

- Chronischer Stress von außen kann eine Beziehung auf Dauer stark belasten.

- Aufrichtiges Interesse am Stresserleben des Partners und aktives Zuhören sind essenziell, um Stress effektiv zu bewältigen.

- Wenn du gestresst bist, ist es wichtig, deinem Partner dein Erleben und deine tieferen Gefühle und Emotionen mitzuteilen, damit er dich angemessen unterstützen kann.

- Biete deinem Partner vor allem emotionale Unterstützung an, wenn er oder sie gestresst ist, wie etwa Solidarisieren, Körperkontakt oder Mut machen.

- Erfolgreiche Stressbewältigung stärkt Liebe, Nähe, das Wir-Gefühl und das Vertrauen in die Beziehung und erhöht die Beziehungs- und Lebenszufriedenheit allgemein.

6.6 Konflikte gemeinsam bewältigen

«Den Kopf in den Sand zu stecken,
verbessert die Aussicht nicht.»

Anaïs Nin

Konflikte kommen in jeder Beziehung vor. Denn zwei Menschen haben immer mal wieder unterschiedliche Bedürfnisse, die es miteinander in Einklang zu bringen gilt. So mancher Konflikt lässt sich aber nicht in einem einzigen Gespräch lösen. Es gibt Themen, die immer wieder auftauchen, und für die es selbst nach mehreren Gesprächen scheinbar keine Lösung gibt. Es gibt Menschen, die Konflikte und Auseinandersetzungen scheuen, während andere erst richtig in Fahrt kommen, wenn sie sich für Ihre Bedürfnisse stark machen können. Dann gibt es jene, die es vor allem dem anderen recht machen wollen und zu allem Ja sagen, obwohl sie eigentlich Nein meinen. Und dann sind da noch jene, die sich ständig rechtfertigen als Reaktion auf (vermeintliche) Kritik. *Wie verhältst du dich in der Regel in Konfliktsituationen?*

Sich mit schwierigen und emotionalen Themen auseinanderzusetzen und die Bereitschaft Lösungen zu finden, sind grundlegend für eine langjährige und glückliche Beziehung erforderlich. Denn in jeder Beziehung tauchen früher oder später Themen auf, die nicht so einfach zu lösen sind, selbst wenn wir uns das in den ersten paar Monaten der Verliebtheit kaum vorstellen können. Aber irgendwann legen wir die rosarote Brille ab und wir beginnen, nicht nur die Gemeinsamkeiten zu sehen, sondern auch die Unterschiede. Uns mit diesen unterschiedlichen Eigenschaften und Bedürfnissen auseinanderzusetzen erzeugt Reibung. Durch Reibung entsteht Wärme und dadurch auch Beziehung.

Je mehr schwierige Momente wir in unserer Beziehung gemeinsam erfolgreich meistern, desto mehr Vertrauen haben wir in den anderen, und desto mehr fühlen wir uns gegenseitig verbunden – und desto stärker wird unsere Beziehung.

Oft meinen wir jedoch, dass Probleme und Schwierigkeiten von allein verschwinden, wenn wir sie lange genug ignorieren. Das Gegenteil ist leider der Fall – je länger wir sie ignorieren, desto länger schwelen sie, bis sie eines Tages mit voller Wucht hervorbrechen. Im schlimmsten Fall ist dann bereits eine Eskalationsstufe des Konflikts erreicht, die eine Lösung ohne Hilfe von außen unmöglich macht.

KONFLIKTESKALATIONSSTUFEN
nach Friedrich Glasl

Der österreichische Sozialwissenschaftler und Konfliktforscher Friedrich Glasl beschreibt neun Eskalationsstufen: In den ersten drei Phasen können beide Konfliktparteien noch gewinnen (Win-Win). In den Phasen vier bis sechs verliert eine Partei, während die andere gewinnt (Win-Lose). In den letzten drei Stufen verlieren beide Parteien (Lose-Lose). Hier eine Beschreibung der neun Stufen:

Stufe 1 – Verhärtung
Es gibt Spannungen, unterschiedliche Meinungen. Zu Beginn werden diese

nicht als Konflikt wahrgenommen. Wenn die Meinungen fundamentaler werden, entsteht daraus ein Konflikt, der tiefere Ursachen haben könnte.

Stufe 2 – Debatte, Polemik

Jeder versucht, den anderen von seinen Argumenten zu überzeugen. Die Meinungsverschiedenheiten münden in einen Streit, man setzt sich gegenseitig unter Druck.

Stufe 3 – Taten statt Worte

Der Konflikt verschärft sich. Das Mitgefühl für den anderen geht verloren, Gespräche werden abgebrochen. Jeder versucht, seine Meinung durchzusetzen, der Druck wird gegenseitig erhöht.

Stufe 4 – Koalitionen, Images

Man sucht sich Verbündete für die eigene Sache. Man glaubt sich im Recht und versucht, den «Gegner» zu denunzieren. Es geht nicht mehr um die Sache, sondern darum, zu gewinnen.

Stufe 5 – Gesichtsverlust

Man fängt an, dem Gegner alles Mögliche zu unterstellen, damit dieser sein Gesicht und damit seine moralische Glaubwürdigkeit verliert. Das Vertrauen geht vollständig verloren.

Stufe 6 – Drohstrategien

Man versucht mit Drohungen, den anderen zum Einlenken zu bewegen und die Situation zu kontrollieren: «Entweder du machst, was ich will, oder es hat schlimme Konsequenzen.»

Stufe 7 – Begrenzte Vernichtungsschläge

Ziel ist es, dem Gegner mit allen Tricks empfindlich zu schaden – selbst wenn es bedeutet, einen begrenzten eigenen Schaden in Kauf zu nehmen.

Der Gegner wird nicht mehr als Mensch wahrgenommen.

Stufe 8 – Zersplitterung
Man zielt darauf ab, das Unterstützersystem des Gegners zu zerstören.

Stufe 9 – Gemeinsam in den Abgrund
Hier tut man alles, um den Gegner zu besiegen – selbst wenn es die eigene Vernichtung bedeutet.

Die wenigsten Menschen würden von sich behaupten, Konflikte und Meinungsverschiedenheiten zu mögen. Dies liegt unter anderem daran, dass wir mehr oder weniger stark damit überfordert sind, Konflikte friedlich und zielführend zu lösen. Oft fehlen uns hier entsprechende Vorbilder sowie das nötige kommunikative Werkzeug, um Konflikte konstruktiv und gewaltfrei zu lösen (wie in Kapitel 5 beschrieben). Wie gut wir in der Lage sind, Konflikte aufzulösen, ist auch eine Frage der persönlichen Entwicklung und des Bewusstseins: Je weiter fortgeschritten wir in unserer persönlichen Entwicklung respektive je bewusster wir uns unserer Defizite und Trigger sind, desto einfacher fällt es uns laut der Entwicklungspsychologin Susanne Cook-Greuter, gelernte Kommunikationswerkzeuge anzuwenden, uns auf Konflikte einzulassen und sie zu lösen.

Dabei stärkt kaum etwas die Bindung zwischen Partnern mehr als das erfolgreiche Lösen von Konflikten.

Der Konflikt an sich und die damit einhergehenden Emotionen mögen noch so anspruchsvoll sein – die Erleichterung, die sich einstellt, wenn man den Konflikt löst, ist unbezahlbar. Es geht hier um Hingabe oder «Commitment», wie man auf Neudeutsch so schön sagt. Habe deshalb den Mut, dich den Konflikten zu stellen sowie die Bereitschaft, nach Lösungen und nach Kompromissen zu suchen. Habe zudem die Weisheit zu erkennen, wann du etwas einfach so stehen lassen kannst, dass sich im Moment nicht lösen lässt. Denn nicht immer ist es möglich, die Ideallösung zu finden, die beide Partner maximal glücklich macht. Oft braucht es die Bereitschaft, einen Schritt aufeinander zuzugehen, oder sogar Abstriche zu machen. Wenn es dir und deinem Partner gelingt, gemeinsam Lösungen für eure Herausforderungen zu finden, stärkt ihr das Wir-Gefühl und das gegenseitige Commitment enorm.

Im Prozess der Lösungsfindung ist es laut Glasl hilfreich, wenn man die Kernanliegen oder -bedürfnisse herausschält: *Was ist mir wirklich wichtig, was meinem Partner?* Auf der Ebene der abstrakten Werte können wir uns streiten, finden jedoch selten eine Lösung. Auf der Ebene der individuellen Bedürfnisse können wir eher eine Lösung finden, weil jedes Bedürfnis legitim ist und vom Partner nicht abgestritten werden kann, wie wir bereits in den vorherigen Kapiteln gesehen haben. Egal, ob es darum geht, wo man in die Ferien fährt, welches Auto man kauft oder welche Wohnung man mietet – es geht darum, die Vor- und Nachteile sowie Konsequenzen möglicher Lösungen gemeinsam zu diskutieren und dann gemeinsam umzusetzen.

Magali und Thiago sind seit bald drei Jahren ein Paar. Magali würde sehr gerne mit Thiago die Sommerferien im Süden verbringen, weil sie die Wärme liebt. Für Thiago kommt das aber nicht in Frage. Er fühlt sich bei heißen Temperaturen sehr unwohl und möchte lieber in den Norden fahren. Bis jetzt haben sie ihre Sommerferien deshalb immer in der Schweiz verbracht, wo sie auch leben – ein «fauler» Kompromiss sozusagen, denn keiner kann die Länder bereisen, die ihn oder sie interessieren würden. Nach mehreren Lösungsversuchen haben sie sich darauf geeinigt, dass sie im Sommer in den Norden fahren und im Herbst in den Süden. So sind die Temperaturen für beide am jeweiligen Urlaubsort erträglich.

Worum geht es in dem Beispiel im Kern? Beiden geht es darum, sich am Urlaubsort körperlich wohlzufühlen und weder ständig zu frieren noch zu schwitzen. Beim Ringen um Lösungen solltest du darauf achten, von deinem Partner nicht zu verlangen, auf essenzielle Bedürfnisse (wie in diesem Beispiel körperliches Wohlbefinden) zu verzichten. Wenn du das tust, musst du damit rechnen, dass du auf Widerstand stößt, oder dass dein Gegenüber sich in Auseinandersetzungen nicht mehr rational und kooperativ verhält: Es geht ihm oder ihr dann plötzlich nicht mehr darum, eine gemeinsame Lösung zu finden, sondern schlicht um zu gewinnen oder recht zu haben.

Wenn das geschieht, befindet ihr euch in einem Machtkampf, der dem Wir-Gefühl schadet und der keine Lösung hervorbringt. Wenn du dich durchsetzt, magst du zwar bekommen, was du willst – es kann bei deinem Partner aber Kränkungen, Demütigungen und Verletzungen nach sich ziehen. Der Weg zur Lösung führt deshalb gerade bei Konflikten über die schonungslose Selbstöffnung in Bezug auf seine Bedürfnisse und Emotionen:

- Worum geht es dir wirklich?

- Was ist der Kern der Sache? Welche Bedürfnisse und Motive liegen darunter?

- Was für Gefühle und Emotionen löst das bei dir aus?

- Was wünschst du dir von deinem Partner?

Nur so könnt ihr gegenseitig herausfinden, was euch wirklich wichtig ist, und worauf ihr nicht verzichten könnt respektive wollt – und wo eine Win-Win-Lösung liegen könnte.

Übung 26 – Konflikte wirksam lösen

Dies ist eine Schritt-für-Schritt-Anleitung zur Lösung von konfliktbehafteten Themen:

1. Jeder beschreibt das Problem aus seiner Perspektive.

2. Jeder benennt seine Bedürfnisse und Gefühle in Bezug auf das Thema.

3. Gemeinsam definiert ihr Ziele des Konfliktlösungsgesprächs.

4. Jeder bringt mögliche Lösungsvorschläge ein. Diese werden an dieser Stelle noch nicht bewertet, sondern nur gesammelt.

5. In diesem Schritt dürft ihr die Lösungsvorschläge bewerten: Vergebt in einem ersten Durchgang Pluspunkte für gute Lösungen und in einem zweiten Durchgang Minuspunkte für weniger gute Lösungen. Addiert und subtrahiert eure jeweils vergebenen Punkte für einen Lösungsvorschlag und bestimmt am Ende, welche Lösung umgesetzt werden soll.

6. Plant die Umsetzung der Lösung: Wer macht was und (bis) wann?

7. Tauscht euch kurz über den Lösungsfindungsprozess aus: Was hat gut funktioniert? Was würdet ihr das nächste Mal anders machen?

Zusammengefasst:

- Der Wille zur liebevollen, bewussten und konstruktiven Auseinandersetzung mit den gegenseitigen Bedürfnissen, Wünschen und Erwartungen ist zentral.

- Jeder gelöste Konflikt stärkt die Beziehung und das Vertrauen ineinander.

- Es gilt, einen Ausgleich zwischen den Bedürfnissen und Wünschen beider Partner zu finden.

- Dabei gilt es, die Kernanliegen und -bedürfnisse beider Parteien zu identifizieren und Win-Win-Lösungen zu finden.

- Manchmal muss man einen Schritt aufeinander zugehen und bereit sein, Abstriche zu machen.

6.7 Dein Herz ganz für die Liebe öffnen

«Der Tod des Egos wird der Beginn
deines wahren Lebens sein.»

Osho

Manchmal kommt ihr trotz Ringen, Reden und sich Auseinandersetzen nicht weiter. Es fühlt sich an, als wäret ihr in eine Sackgasse geraten, aus der ihr nicht mehr rausfindet. Vielleicht dreht ihr euch gedanklich im Kreis und wisst nicht mehr, in welche Richtung ihr gehen sollt. Oder ihr habt euch gegenseitig so in eurem Stolz verletzt, dass ihr nicht mehr gesprächsbereit seid und eine Stimme in eurem Kopf sagt: «Dem zeige ich es jetzt aber! So lasse ich mich nicht behandeln!» Diese Stimme übernimmt in solchen Situationen das Ruder, sodass wir die Liebe in unserem Herzen nicht mehr spüren. *Kennst du solche Momente?*

Ich nenne diese Stimme: die Stimme des Egos. Unser Ego ist ein wunderbares Instrument, um dich in der Welt zu bewegen, um mit anderen Menschen zu kommunizieren und um Dinge zu erschaffen. Ohne unser Ego können wir als Menschen auf der Erde nicht zusammenleben. Es will dich auch vor vermeintlichen (emotionalen, seelischen, körperlichen) Verletzungen schützen.

Wenn du getriggert wirst, reagierst du deshalb – oder besser gesagt dein Ego – mit Schmerz, Trauer, Wut oder ähnlichen Emotionen. In bestimmten Situationen versperrt dir so dein Ego den Blick auf das Wesentliche und macht es unmöglich, aus der Liebe heraus zu handeln. Denn du glaubst an diese Stimme des Egos, identifizierst dich gar mit ihr. Das geht oft so weit, dass du glaubst, dein Ego zu sein.

Du bist aber nicht dein Ego. Du bist auch nicht dein Körper und du bist nicht deine Muster und Emotionen.

Wenn du all das nicht bist – *wer bist du denn dann?* Du bist der- oder diejenige, der/die all dies wahrnimmt! Denn bei genauer Betrachtung ist dein Ego lediglich ein Konstrukt aus Gedanken und Konzepten – mehr nicht.

Es ist entstanden aus Verletzungen, nicht erfüllten Grundbedürfnissen, Traumata und nicht gelebten Bestimmungen, und suggeriert dir vermeintliche Sicherheit und Zufriedenheit – obgleich ihm die Anbindung an das höhere Selbst und an die reale Welt fehlt.

Denn sehr häufig erzählt dein Ego «Geschichten» über bestimmte Situationen oder deinen Partner, die schlicht nicht stimmen und die zudem ganz viele negative Emotionen auslösen. Dennoch halten wir Menschen an unserem Ego fest und handeln sogar danach. Dabei kannst du es gar nicht anfassen, lokalisieren oder festhalten. *Es ist nicht wirklich real, oder?*

Wenn du Zweifel hast, an dem was du hier liest – schließe für ein paar Minuten die Augen, und versuche, dein Ego zu lokalisieren. *Wo innerhalb (oder außerhalb?) deines Körpers befindet es sich?* Vielleicht sagst du jetzt «in meinem Kopf». *Ok, aber wo genau? Und wie gelangen deine Gedanken in deinen Kopf? Kreierst du diese Gedanken, oder fliegen sie dir zu? Alles nicht so eindeutig, oder?*

Philipp und Sabrina führen seit zwei Jahren eine offene Beziehung. Beide haben noch wenig Erfahrung mit dieser Beziehungsform, sind aber gleichermaßen davon überzeugt, dass dies die richtige Beziehungsform für sie ist – trotz der Eifersucht, die beide immer wieder heimsucht, wenn der andere ein Date hat. Manchmal sind die Emotionen so überwältigend, dass sie nicht mehr miteinander reden mögen und vorübergehend ihre Herzen füreinander verschließen. Da sich beide mit Spiritualität und Persönlichkeitsentwicklung befassen, wissen sie, dass es nichts bringt, den Kopf zu lange in den Sand zu stecken. Für den Fall, in dem alles nicht mehr weiterhilft, stellen sie sich beide einfach vor, wie sie ihre Herzen füreinander wieder öffnen und die Liebe gegenseitig in ihre Herzen fließen lassen. Diese Übung wirkt Wunder, denn sie weicht die Starre auf und ermöglicht es ihnen, sich wieder offen und in Liebe zu begegnen.

In einer Beziehung kann es passieren, dass sich zwei «Egos» streiten, welche die Liebe überschatten. Die Lösung für Beziehungsprobleme ist deshalb nicht (immer) auf der Ebene des Egos zu finden. Das Ego erfindet ständig alle möglichen Geschichten und Ausreden: weshalb wir in einer Meinungsverschiedenheit nicht nachgeben sollten, weshalb wir im Recht sind und der andere im Unrecht – es ist äußerst kreativ! Wenn wir auf dieser Ebene bleiben, wird es für (bestimmte) wiederkehrende Themen keine Lösung geben.

Wenn das geschieht, ist es vielleicht an der Zeit, dein Ego zur Seite zu schieben und deine Seelenessenz sprechen zu lassen – die Liebe in dir.

Es ist an der Zeit, dein Herz für deinen Partner (wieder) weit zu öffnen und die Liebe zu ihm wieder in Fluss zu bringen. Denn deine Seele spricht durch dein Herz, nicht durch dein Ego. Dein Herz weiß, was die für alle Beteiligten beste Lösung für ein Problem ist, was der richtige Weg ist. Wie wichtig es ist, auf unser Herz zu hören, haben wir ja bereits in Kapitel 1 gehört. Das bedeutet nicht, dass du von deinem Partner alles akzeptieren sollst, was für dich nicht stimmig ist. Deine Emotionen, Gefühle und dein Körper geben dir klare Signale, was für dich stimmig ist und was nicht, was du von deinem Partner wünschst und wo Grenzen liegen. Es bedeutet, auf dein Herz zu hören und es zu öffnen, denn es ist der Kompass, dem du vertrauen darfst – und nicht deinem Ego.

Übung 27 – Öffnet eure Herzen

Wenn du dich mit deinem Partner streitest und ihr den Ausstieg aus der Spirale von bösen Worten, getriggert sein und negativen Emotionen nicht mehr findet und du die Liebe zu ihm/ihr nicht mehr spürst, kann diese Übung Wunder bewirken. **Wenn du nur eine einzige Übung aus dem ganzen Buch machen möchtest, dann diese.** Du kannst sie jederzeit und überall ausführen, denn sie dauert nur ein paar Minuten:

1. Setze oder lege dich irgendwo bequem hin.

2. Schließe die Augen und nimm' ein paar tiefe Atemzüge. Oder du und deine Partnerin setzt euch vis-à-vis voneinander hin, wenn ihr gerade zusammen seid.

3. Richte deine Aufmerksamkeit auf dein Herz und atme ein paar Mal tief ein und aus. Stelle dir vor, wie sich dein Herz mit Liebe füllt. Vielleicht füllst du dafür einen Kelch mit Liebe bei deiner feinstofflichen Quelle – das kann Gott sein, das Universum, was immer für dich stimmig ist. Fühle die Liebe in dir, bis dein Herz überquillt vor Liebe.

4. Stell dir vor, wie du dein Herz weit öffnest und diese Liebe ins Herz deines Partners fließen lässt – wie Fäden aus Gold, die sich mit seinem oder ihrem Herzen verbinden und wieder zu dir zurückfließen, in einer Endlosschlaufe.

5. Visualisiere dies so lange, bis du keinen inneren Widerstand mehr verspürst und du dich wieder in Liebe mit deinem Partner verbunden fühlst. Und wenn die Tränen fließen – lasse sie fließen.

Zusammengefasst:

- Du bist nicht dein Ego und auch nicht deine Emotionen – du bist der- oder diejenige, der/die dies alles wahrnimmt.

- Gib' deinem Ego keine Macht – vertraue auf dein Herz- und die Liebe in dir.

- Wenn du getriggert wirst, kann es schwierig sein, mit deinem Herzen Kontakt aufzunehmen. Probiere trotzdem, mehr auf dein Herz als dein Ego zu vertrauen.

- Öffne dein Herz ganz für deinen Partner – erst recht in schwierigen Situationen, damit ihr nicht in einen Tanz eurer Egos geratet.

Schlüssel # 7: Balance zwischen Nähe & Distanz finden

Die meisten Paare sehen sich mit der Frage konfrontiert, wie viel Zeit sie miteinander verbringen, ob und wann sie zusammenziehen wollen und wieviel Raum für andere Aktivitäten und Menschen da sein darf. Wenn die Bedürfnisse nach Nähe und Distanz sehr stark divergieren, kann dies eine große Herausforderung sein. In diesem Kapitel gehen wir deshalb der Frage nach, wie man als Paar das passende Mass an Nähe und Distanz findet.

7.1 Das passende Mass an Nähe und Distanz finden

«Distanz kann Nähe schaffen.»

Georg-Wilhelm Exler

Viele Paare sehen sich mit der Herausforderung konfrontiert, dass sie nicht gleich viel Nähe und Distanz brauchen: Der eine möchte in eine gemeinsame Wohnung ziehen, der andere braucht seinen eigenen Raum. Der eine möchte am liebsten jedes Wochenende mit dem Partner zusammen verbringen, der andere möchte am Wochenende mal Freunde treffen – ohne den Partner. Der eine braucht vielleicht sehr viel körperliche Nähe, während es dem anderen ohne ständiges Händchenhalten wohler ist. Genauso wie zu wenig Nähe eine Beziehung verwelken lassen kann, kann zu viel Nähe eine Beziehung ersticken. Für Menschen mit einem ängstlichen Bindungsstil zum Beispiel ist es äußerst anstrengend, das richtige Mass an Nähe und Distanz zu finden.

Nebst unterschiedlichen Präferenzen in Bezug auf Nähe und Distanz gibt es unterschiedliche Bedürfnisse in Bezug auf Beständigkeit oder Abwechslung, wie der Psychoanalytiker Fritz Riemann und der Psychologe Christoph Thomann erklärten. Während der eine Partner gerne viel Zeit mit den gleichen Aktivitäten verbringt, sucht der andere die Abwechslung und das Neue. Der eine fühlt sich vielleicht am wohlsten zu Hause, während der andere gerne die Welt entdeckt.

Partner haben unterschiedliche Bedürfnisse und Präferenzen in Bezug auf Nähe, Distanz, Beständigkeit und Abwechslung.

Gemäß Riemann und Thomann sind bei den meisten Menschen maximal zwei der vier Grundausrichtungen – Nähe, Distanz, Beständigkeit, Abwechslung – vorherrschend. Unsere Präferenz für Nähe oder Distanz steht in engem Zusammenhang mit unserem Bindungsstil. Menschen mit einem sicheren Bindungsstil zum Beispiel finden in der Regel eine ausgeglichene Balance zwischen Nähe und Distanz. Wer einen ängstlich-vermeidenden Bindungsstil aufweist, neigt zu mehr Distanz, um sich vor Verletzungen zu schützen. Menschen mit einem ängstlich-ambivalenten Bindungsstil oder desorganisierten Bindungsstil haben oft ambivalente Gefühle und bewegen sich zwischen Nähe und Distanz hin und her.

Genauso wie auch unser Bindungsstil prägen unsere Präferenzen in Bezug auf die vier Grundausrichtungen unser Kommunikations- sowie Beziehungsverhalten stark. Es ist sehr hilfreich, diese zu kennen, um den Partner besser zu verstehen – vor allem, wenn die Bedürfnisse stark divergieren.

UNTERSCHIEDLICHE PRÄFERENZEN VON NÄHE, DISTANZ, BESTÄNDIGKEIT UND ABWECHSLUNG

nach Fritz Riemann und Christoph Thomann

Präferenz für Distanz

Du möchtest dich abgrenzen und deine eigene Individualität leben. Du willst eigenständig sein und nicht manipuliert werden. Du kannst dafür jedoch kühl und unnahbar wirken, denn du scheinst niemanden zu gebrauchen und rationales Denken Gefühlen vorzuziehen. In einer Beziehung brauchest du ein hohes Mass an Freiheit und Rückzugsmöglichkeiten, um dich auf Gefühle und Nähe einlassen zu können.

Präferenz für Nähe

Du bevorzugst Nähe und strebst Bindung an, blühst bei Zuneigung auf und fühlst dich wohl, wenn alles harmonisch ist. Dir fällt es leicht Vertrauen zu schenken und du suchst nach Geborgenheit sowie Sympathie. Dabei fällt es dir leicht, dich deiner Umgebung anzupassen, vergisst dafür mitunter deine eigenen Bedürfnisse. Du bist allgemein sehr kontaktfähig, ausgleichend und verständnisvoll, neigst aber zu Abhängigkeit, da du ungerne allein bist. Aggressionen und Ärger kannst du schlecht nach Außen artikulieren.

Präferenz für Beständigkeit

Du schätzt Werte wie Pünktlichkeit, Zuverlässigkeit, Disziplin und Kontinuität, und du selbst bist sehr verlässlich, gründlich und ordentlich. Ist diese Seite bei dir stark ausgeprägt, kannst du sehr pedantisch, unflexibel und starr erscheinen. Schwer tust du dich mit Veränderungen, denn du willst einmal Etabliertes bewahren.

Präferenz für Abwechslung

Du schätzt alles Neue sowie Veränderungen. Bei dir stehen Leidenschaften, Reize und Fantasie im Vordergrund. Du suchst Abwechslung und genießt Kreativität und Spontaneität, und manchmal sogar Risiko und Dramatik. Als Abwechslungs-Mensch kommst du leicht mit anderen in Kontakt, denn du bist ein neugieriger und unterhaltsamer Lebemensch, der gerne Neues lernt und entdeckt. Die weniger positiven Seiten dieser Präferenz sind, dass du manchmal eher chaotisch sowie desorganisiert bist und zu Egozentrik neigst.

Diese Beschreibungen sollen euch helfen, euch besser zu verstehen – und keinesfalls, euch einen Stempel aufdrücken. Denn Präferenzen und Bedürfnisse können sich ändern, je nachdem, mit wem wir in Beziehung stehen oder in welcher Lebensphase wir uns befinden.

In einer Liebesbeziehung können außerdem andere Präferenzen dominieren als bei der Arbeit: Während du in der Liebesbeziehung vielleicht nach Nähe, Geborgenheit und Harmonie suchst, strebst du bei der Arbeit nach Autonomie, Unabhängigkeit und Individualität.

Wenn zwei Menschen die gleiche Nähe-Ausprägung haben und sehr viel Zeit zusammen verbringen, kann es passieren, dass einer von beiden plötzlich wieder mehr Distanz sucht, wenn es ihm oder ihr zu viel wird: Es sieht dann aus, als hätte er oder sie ein größeres Distanz-Bedürfnis, obwohl er eigentlich ebenfalls primär Nähe sucht.

Das richtige Mass an Nähe und Distanz sowie auch Beständigkeit und Abwechslung zu finden, ist also nicht immer so einfach. Als Paar müsst ihr darüber reden und euch herantasten, bis ihr das für beide stimmige Mass gefunden habt – insbesondere dann, wenn ihr sehr unterschiedliche Bedürfnisse habt. Je nach Lebensphase und Beziehungsmodell kann dies nicht immer auf Anhieb oder dauerhaft gelingen. Manchmal müsst ihr euer Beziehungsmodelle anpassen respektive Nähe und Distanz nachjustieren. Grundsätzlich ist es bei diesem Thema sehr wichtig, dass ihr euch in eurer Andersartigkeit respektiert und euch gegenseitig Freiräume eingesteht, die ihr als Individuen braucht. Nur so könnt ihr als Menschen erblühen und eure Beziehung gedeihen.

Remo und Alessia sind seit 3 Jahren ein Paar. Alessia würde gerne mit Remo zusammenziehen, während für Remo das keine Option ist. Er braucht seine eigenen vier Wände, um sich zurückziehen zu können. Für Alessia ist das sehr schwer zu akzeptieren, da sie sich gerne eine Partnerschaft mit Remo wünscht, in der man sich auch im Alltag gegenseitig unterstützt, zuhört und auch die Nächte zusammen verbringt. In mehreren Gesprächen haben sie sich auf eine Wochen-Struktur geeinigt, die den Bedürfnissen beider Partner gerecht wird: Remos Bedürfnis nach Zeit für sich in seinen eigenen vier Wänden und Alessias Bedürfnis nach gemeinsam gelebtem Alltag. An vier Tagen in der Woche übernachten sie jeweils beim einen oder anderen. Drei Abende die Woche lassen sie für Aktivitäten mit anderen oder für sich allein frei.

Übung 28 – Riemann-Thomann-Modell zu Nähe und Distanz

Mit dieser Übung können du und dein Partner visuell darstellen, wie eure Bedürfnisse in Bezug auf Nähe, Distanz, Beständigkeit und Abwechslung aussehen.

Ihr braucht dazu ein Blatt Papier und einen Stift.

1. Zeichne ein großes Kreuz aufs Blatt.

2. Die vertikale Achse steht für Beständigkeit vs. Abwechslung –
   schreibe die beiden Begriffe gegenüber voneinander an den Enden der Linie auf.

3. Die horizontale Achse steht für Nähe vs. Distanz. Schreibe diese
   Begriffe ebenfalls auf die Enden der Linie.

4. Jetzt mache einen Kreis an der Stelle des Kreuzes, an der du dich
   selbst verortest.

5. Dein Partner tut das Gleiche mit einer anderen Farbe.

6. Tauscht euch darüber aus, warum ihr euch an einer bestimmten
   Stelle verortet. *Was für Bedürfnisse und Befürchtungen stecken dahinter? Wie könnt ihr allfällige Unterschiede unter einen Hut bringen?*

Zusammengefasst:

- Wir haben unterschiedliche Präferenzen in Bezug auf Nähe und
  Distanz sowie Beständigkeit und Abwechslung.

- Das richtige Mass an Nähe und Distanz zu finden erfordert vielleicht etwas Zeit und Ausprobieren sowie den Willen zur (wie-
  derholten) Auseinandersetzung.

- Nähe-Distanz-Präferenzen können sich ändern, je nach Lebensphase.

7.2 Zeit mit dir selbst und mit deinem Partner einplanen

Nicht zu unterschätzen ist der Wert, Zeit ohne den Partner zu verbringen. Zeit für sich selbst kann eine Beziehung befruchten und beleben. Zum einen, weil du so die Möglichkeit hast, dich auf die eigenen Wünsche und Bedürfnisse zu besinnen und diesen nachzugehen. Zum anderen, weil du Dinge erlebst, über die du dich nachher mit dem Partner austauschen kannst. Die Zeit für dich selbst ist wichtig, um dich selbst besser zu spüren und deine eigenen Grenzen wahrzunehmen. Dinge allein zu unternehmen oder unternehmen zu wollen, ist kein Anzeichen dafür, dass in deiner Beziehung etwas nicht stimmt – ganz im Gegenteil, es ist ein gesunder Wunsch. Falls du zu den Menschen mit unsicherem Bindungsstil gehörst, kann dies schwierig für dich sein. Aber du wirst erfahren, dass deine Beziehung keinen Schaden nimmt, sondern im Gegenteil stärker wird, wenn eure Liebe über Distanz und Zeit hinweg Bestand hat.

Gleichzeitig ist es wichtig, bewusst Zeit mit deinem Partner zu verbringen, denn ohne ein bestimmtes Maß an gemeinsam verbrachter Zeit kann keine Nähe und Verbundenheit be- und entstehen. Wieviel Zeit du mit deinem Partner verbringen möchtest und solltest, damit deine Beziehung funktioniert, ist individuell. Es ist jedoch von großer Bedeutung, regelmäßig Zeit einzuplanen, die du *nur* mit dem Partner verbringst – ohne Kinder und ohne andere Verpflichtungen oder Ablenkungen. Wenn ihr Kinder habt, kann das eine Herausforderung sein. Vielleicht fehlen euch die finanziellen Mittel, um euch einen Babysitter zu leisten und ihr bekommt nur wenig Unterstützung durch Eltern und andere Verwandte. Oder vielleicht seid ihr so durchgetaktet und habt kaum noch eine freie

Minute nebst Job, Freizeitaktivität, Sport, Weiterbildung und Familientreffen. Gerade in solchen Situationen ist es unabdingbar, miteinander immer wieder Inseln zu schaffen, in denen man sich ungestört miteinander austauschen und Zeit zu zweit verbringen kann.

Vielleicht müsst ihr die Treffen mit eurem Partner tatsächlich in eurem Kalender eintragen – wie einen Geschäftstermin, weil dieser so voll ist. Falls dies notwendig ist, tut es, so unromantisch dies auch klingt, und verschiebt den Termin nicht, denn das würdet ihr beruflich ebenfalls nicht tun, sofern nichts Zwingendes dazwischenkommt. Kein Liebespartner möchte versetzt werden, oder noch schlimmer, sich wie ein Lückenbüßer fühlen, der zwischen zwei andere Termine gequetscht wird.

Den eigenen Partner immer wieder bewusst zu priorisieren, zahlt direkt auf euer Beziehungskonto ein.

Dazu gehört insbesondere, auf Handy und Fernseher zu verzichten, wenn man Zeit zusammen verbringt. Denn Austausch, echte Begegnung und Nähe sind nur möglich, wenn wir uns einander zuwenden, miteinander reden und einander zuhören.

Übung 29 – Prioritäten setzen

Falls die Balance zwischen Zeit für dich und Zeit für die Beziehung nicht stimmig für dich ist, stelle dir die folgenden Fragen:

1. Verbringst du genügend Zeit mit dir selbst? Kannst du deine Batterien genügend aufladen?

2. Bist du in der Regel wahrhaftig präsent, wenn du mit deinem Partner zusammen bist? Wenn nein, was hindert dich daran?

3. Priorisierst du deine Beziehung immer wieder bewusst? Wenn nein, was steht dem im Weg?

4. Wie wäre die Balance stimmig für dich?

Zusammengefasst:

- Zeit für sich allein ist essenziell, um sich selbst und die eigenen Bedürfnisse zu spüren.

- Genauso wichtig ist es, sich bewusst Zeit für die Beziehung zu nehmen und diese bewusst zu priorisieren.

- Wenn ihr beide unter Zeitmangel leidet, dann plant eure Treffen bewusst in den Terminkalender ein. Verschiebt sie nicht.

7.3 Andere Lebensbereiche pflegen

«Genieße den Augenblick, denn der Augenblick ist dein Leben.»

Unbekannt

Gehörst du zu jenen, welche die neue Beziehung ins Zentrum ihres Lebens rücken und andere Lebensbereiche vernachlässigen, wenn sie verliebt sind? Es ist wunderbar, die intensiven Gefühle einer neuen Liebe zu erleben. Am liebsten würdet ihr Tag und Nacht zusammen sein und nichts

Anderes mehr tun. Aber spätestens dann, wenn die rosarote Phase der ersten Monate vorüber ist, kann sich das negativ auf euer beider Wohlbefinden auswirken: Wenn du Freunde und Familie vernachlässigst, kaum mehr Sport treibst, das Malen vergisst oder nie mehr auf Reisen gehst. All diese Aspekte können dich neben einer Partnerschaft nähren und sind ebenso Teil deines Lebens.

Ich selbst habe einige Aktivitäten sehr stark vernachlässigt, nicht nur für die Beziehung, sondern ebenso für oder wegen meiner Kinder. Aber irgendwann habe ich erkannt, dass ich nur eine gute Mutter und Partnerin sein kann, wenn es mir gut geht und ich andere Lebensbereiche pflege, die mich ebenso nähren. Ich mache inzwischen wieder regelmäßig Sport, gehe (mit meinen Kindern) ab und zu auf Reisen und habe meine Wohnung so eingerichtet, dass ich mich wohlfühle. Ich sorge dafür, dass es mir rundum gut geht, in allen Lebensbereichen. Und gleichzeitig sorge ich dafür, dass ich meinen Partner nicht mit Erwartungen überhäufe, die er oder sie nicht erfüllen kann.

Denn ein einziger Mensch kann unmöglich all deine Bedürfnisse abdecken – der Partner kann nicht gleichzeitig bester Freund, Liebhaber, Geschäftskollege, Reisegefährte, Sportbegleitung und Tanzpartner sein.

Je mehr du in all deinen Lebensbereichen genährt bist, desto geerdeter, zufriedener und unabhängiger bist du, und desto mehr kannst du die Beziehung zu deinem Partner nähren.

Überlege dir deshalb, in welchen Lebensbereichen du deinen Partner unbedingt dabeihaben und welche du für dich allein oder mit anderen Menschen genießen möchtest. Wir sind auf die Erde gekommen, um eigenständig Erfahrungen zu sammeln und das Leben zu genießen – in all seinen Facetten – mit oder ohne andere Menschen!

Und wir wollen unsere vielfältigen Interessen und Neigungen ausleben. Nur weil unser Partner nicht gerne Ski fährt oder japanisches Essen nicht mag, heißt das noch lange nicht, dass wir darauf verzichten sollten.

Wir Menschen sind wie ein Klavier: *Wir wollen den gesamten Tonumfang des Instrumentes nutzen, nicht nur einen Teil davon.* Das macht die Melodie deines Lebens interessant.

Übung 30 – Dein Lebensrad

Mit dieser Übung kannst du sichtbar machen, in welchen Lebensbereichen du dich genährt fühlst und in welchen du noch Defizite hast. Die Lebensbereiche sind in vier Kategorien unterteilt. Zu allen Bereichen gibt es Fragen, die du dir stellen darfst.

1. Zeichne einen Kreis auf ein Blatt und teil ihn in 12 «Kuchenstücke ein».

2. Beschrifte jedes Kuchenstück außen mit einem der unten aufgelisteten Lebensbereiche und zeichne mit einer Farbe ein, wie zufrieden du in diesem Bereich bist. Je mehr das Kuchenstück «gefüllt» ist, desto zufriedener bist du dort.

3. Überlege dir, was es bei jedem Lebensbereich braucht, um einen höheren Wert zu erzielen. *Was möchtest du konkret ändern? Was möchtest du wieder in dein Leben integrieren? Was möchtest du neu ausprobieren?*

4. Stell dir zum Schluss die Fragen, bei welchen Lebensbereichen dein Lebenspartner für dich zwingend dabei sein muss – was ist vielleicht nur ein «Nice-to-have»?

Die 12 Lebensbereiche

Körper

1. **Bewegung & Sport:** Fühlst du dich gesund und vital? Bekommt dein Körper die Bewegung, die er benötigt, um gesund und fit zu sein? Wenn nein, was hält dich davon ab? Welche Art von Bewegung würde dir Spaß machen?

2. **Ernährung & Selbstfürsorge:** Ernährst du dich gesund, oder gibt es da Verbesserungspotenzial? Nimmst du dir Zeit fürs Essen? Gönnst du dir mal ein warmes Bad, eine Maniküre oder neue Kleidung, in der du dich wohl und attraktiv fühlst? Wenn nein, was hält dich davon ab?

3. **Natur & Erholung:** Gönnst du dir nebst der Arbeit genügend Ruhepausen? Gehst du ab und zu in die Natur, um deine Batterien wieder aufzuladen? Wie wär's mit einem Besuch in der Sauna? Spaziergänge im Wald aktivieren das Immunsystem und bauen Stress ab.

Seele

1. **Musik & Kreativität:** Wann hast du dir zum letzten Mal erlaubt, deiner Kreativität freien Lauf zu lassen? Welche Form der Kreativität würde dich ansprechen? Wann hast du zum letzten Mal laut Musik gehört und dazu getanzt, gelacht oder geweint? Musik und Kreativität sind Ausdruck unserer Seelenessenz und tun uns gut.

2. **Spiritualität & persönliches Wachstum:** In welchen Situationen fühlst du dich mit der göttlichen Energie verbunden? Was tust du bewusst, um diese Verbundenheit zu nähren und um dein persönliches Wachstum zu fördern? Ein Defizit im spirituellen Bereich kann eine große Leere verursachen.

3. **Vision & Berufung:** Welche Tätigkeiten genießt du besonders? Worin liegen deine Talente? Welchen Beitrag für die Gesell-

schaft möchtest du leisten? Was ist deine Leidenschaft? Lebst du deine Berufung schon? Wenn nein, was hält dich davon ab?

Herz

1. **Beziehung & Liebesleben:** Wie zufrieden bist du in deiner Beziehung? Bekommst du die Aufmerksamkeit und die Liebe, die du dir wünschst? Schenkst du diese Dinge auch deinem Partner? Hast du ein erfülltes Liebesleben? Wenn nein, was möchtest du ändern?

2. **Familie & Umfeld:** Pflegst du nährende Kontakte zu Familienmitgliedern und Freunden? Bist du in eine Gemeinschaft eingebettet, die dich trägt? Engagierst du dich in einem Verein oder Ähnlichem? Wenn nein, was fehlt?

3. **Haus & Garten:** Lebst und wohnst du so, wie du es dir vorstellst? Hast du deinen Wohnraum so gestaltet, dass du dich wohlfühlst? Trägst du dir und deinem Lebensraum Sorge? Wenn nein, was möchtest du verändern? Pflanzen beruhigen zum Beispiel, bauen Stress ab und helfen sogar gegen Depressionen.

Geist

1. **Karriere & Beruf:** Bereitet dir dein Beruf Freude? Stehst du in deiner Laufbahn da, wo du stehen möchtest? Kannst du deine Fähigkeiten genügend einbringen? Wenn nein, was müsste sich ändern oder was fehlt?

2. **Lernen & Inspiration:** Wann hast du zum letzten Mal ein Buch gelesen oder etwas gelernt, einfach aus Freude am Lernen? Wann hast du deine letzte Weiterbildung absolviert? Wann hast du dir zum letzten Mal Inspiration von außen geholt, zum Beispiel auf einer Reise, bei einem Museumsbesuch oder bei einer Theateraufführung? Falls diese Dinge in deinem Leben fehlen, was möchtest du (wieder) integrieren?

3. **Finanzielle Sicherheit:** Wie steht es um deine Finanzen? Wie gehst du mit deinem Geld um? Bist du dankbar für deine materielle Sicherheit? Stehst du finanziell da, wo du stehen möchtest? Wenn nein, was muss sich ändern?

Zusammengefasst:

- Zufriedenheit, Glück und Erfüllung kann man auch in anderen Lebensbereichen erfahren – pflege sie. Eine Person kann uns nicht alles geben.

- Wir Menschen wollen vielfältige Erfahrungen machen und viele Neigungen ausleben. Hat dein Partner nicht dieselben Interessen, heißt das noch lange nicht, dass du auf deine Interessen verzichten musst.

7.4 Emotionale Distanz überwinden

«Manchmal braucht die Liebe Raum,
um zu atmen und zu wachsen.»

Unbekannt

Nicht immer fühlen wir uns unserem Partner emotional gleich nahe. Verbringt man anfangs noch sehr viel Zeit miteinander, führt stundenlange Gespräche über Gott und die Welt und fühlt sich emotional und auch körperlich nahe, so kann sich das Nähe-Distanz-Gefüge mit der Zeit ändern. Vielleicht hast du plötzlich das Bedürfnis, viel mehr Zeit allein zu verbringen, oder deine Interessen ändern sich. Oder ihr habt euch nicht mehr so viel zu erzählen wie am Anfang, und ihr driftet immer mehr auseinander, ohne dass du es zunächst merkst. Erst mit der Zeit wird dir bewusst, dass du dich mit deinem Partner emotional nicht mehr so verbunden fühlst wie früher, und dass diese Veränderung nicht mehr Teil der natürlichen Fluktuation zwischen Nähe und Distanz ist. Es ist natürlich, dass man sich seinem Partner mal näher und mal weniger nah fühlt. Wenn emotionale Distanz aber zum Dauerzustand wird und du darunter zu leiden beginnst, ist es an der Zeit, etwas dagegen zu unternehmen. *Aber was tun, wenn sich zwischen dir und deiner Partnerin plötzlich eine Lücke gebildet hat, die unüberwindbar erscheint? Wenn du das Gefühl hast, dass ihr euch nicht mehr nahesteht, euch nichts mehr zu sagen habt? Wenn eure Beziehung von Kälte statt von Wärme geprägt ist und du dich in eurer Beziehung nicht mehr zuhause fühlst? Wenn du dich bereits mit Trennungsgedanken quälst?*

Emotionale Entfremdung und Distanz ist ein schleichender Prozess, der sehr langsam und oft unmerklich vonstattengeht. Nicht immer sind es beide Partner, die sich gleichermaßen voneinander entfernen. Oft sucht der eine Partner (verzweifelt) die Nähe, während der andere sich immer mehr distanziert. Emotionale Distanz ist schmerzhaft – nicht nur für denjenigen, der nach wie vor die Nähe sucht, sondern auch für den anderen, der oft unter Schuldgefühlen oder Reue leidet, weil er es nicht schafft, mehr Gefühl in die Beziehung zu investieren.

Meistens hat es einen Grund, weshalb du dich deinem Partner emotional nicht mehr so nahe fühlst. Vielleicht haben sich deine Interessen und Bedürfnisse verändert und du entwickelst dich in eine andere

Richtung. Oder ihr habt unvereinbare Ansichten, über die ihr euch wiederholt streitet. Oder ihr investiert schlicht zu wenig Zeit und Aufmerksamkeit in eure Beziehung. Auch psychische Leiden wie Angststörungen und Depressionen oder chronischer Stress können zu emotionaler Entfremdung beitragen. Es kann auch sein, dass ihr nur noch über die üblichen Alltagsthemen redet, aber nicht mehr über eure Ängste, Hoffnungen und Träume, nicht mehr über euch. Womöglich schrumpft das Bedürfnis, miteinander Zeit zu verbringen. Ihr seid zwar nach wie vor ein gutes Team und liebevolle Eltern, aber kein inniges Liebespaar mehr. Entfremdung hat viele Erscheinungsformen.

Wenn du darunter leidest und der Entfremdung entgegenwirken willst, musst du zuerst herausfinden, woran es liegt. Es ist nicht unmöglich, die Flamme der Liebe wieder zu entfachen – wenn du das willst und dich entsprechend für die Beziehung einsetzt. Es braucht ganz bewusste Handlungen und Schritte.

Was es konkret braucht, kannst nur du herausfinden. In der nachfolgenden Übung findest du Tipps, was du tun könntest, um wieder mehr emotionale Nähe zu deinem Partner herzustellen.

Übung 31 – Emotionale Nähe wiederherstellen

Diese Tipps können helfen, der Entfremdung entgegenzuwirken:

1. Geh auf deinen Partner zu, indem du irgendetwas Positives für die Beziehung tust und für mehr positive Momente sorgst.

2. Verbessert eure Kommunikation, falls ihr Mühe habt, euch gegenseitig zu verstehen. Offene Gespräche über Bedürfnisse, Interessen, Ängste und Grenzen sind essenziell, ebenso wie aufmerksames Zuhören.

3. Mach deinem Partner keine Vorwürfe, falls er oder sie bestimmte Dinge nicht (mehr) möchte, wie z. B. mehr Zeit mit dir zu verbringen.

4. Versuche deinen Partner an Bord zu holen beim Kampf um eure Beziehung.

5. Sorge für mehr Berührungen, falls diese nachgelassen haben. Umarme ihn, küsse ihn zur Begrüßung oder nimm seine Hand. Das sorgt für Nähe und Harmonie.

6. Achte auf das Positive statt auf das Negative. Wenn die Dinge nicht gut laufen, haben wir die Tendenz, nur noch das Schlechte zu sehen.

7. Erkläre deine Beziehung zu deiner Priorität – egal, wie voll dein Kalender ist. Plane bewusst Zeit für die Beziehung ein.

8. Macht Liebe statt nur Sex zu haben. Widme dem Liebesspiel mehr Aufmerksamkeit. Das kann für sehr viel Nähe sorgen.

9. Lerne, deine Beziehung im Alltag lebendig zu halten, indem du die Liebessprache deines Partners entdeckst und diese «sprechen» lernst.

10. Suche wenn nötig Unterstützung. Es ist keine Schande, sich Unterstützung eines Paarberaters zu suchen. Im Gegenteil, es ist ein Zeichen von Stärke.

Zusammengefasst:

- Emotionale Entfremdung ist ein schleichender Prozess, der für beide schmerzhaft ist.

- Bis zu einem gewissen Grad ist es normal, sich seinem Partner nicht immer gleich nahe zu fühlen. Wenn die emotionale Distanz

andauert und du darunter zu leiden beginnst, ist es Zeit, etwas
zu unternehmen.

- Um der Entfremdung entgegenzuwirken, musst du zuerst die
  Ursachen dafür herausfinden.

Schlüssel # 8: Zärtlichkeit & Sexualität leben

Vermutlich würden die meisten Menschen zustimmen, dass körperliche Nähe eine der schönsten Ausdrucksformen von Liebe überhaupt ist, und dass es fast nichts Schöneres auf der Welt gibt, als von einem geliebten Menschen umarmt zu werden, ihn zu küssen oder – noch besser – in sexueller Ekstase mit ihm zu verschmelzen. Gleichzeitig gibt es kaum einen Bereich, der so schmerz- und schambehaftet ist wie die Sexualität. Was dem einen Paar tiefe Erfüllung und Freude bereitet, kann beim anderen Paar Ursache von großem Frust oder psychischem Leid sein: Wenn körperliche Nähe konfliktbehaftet, aus irgendeinem Grund nicht möglich oder nicht gewünscht ist. In diesem Kapitel geht es deshalb darum, wie wir Zärtlichkeit und Sexualität so leben können, dass beide Partner dies als nährend und erfüllend erleben.

8.1 Wirkung von körperlicher Nähe und Ursachen für Lustlosigkeit

«Sex ist nicht Liebe. Liebe ist nicht Sex.
Aber es ist wie im siebenten Himmel,
wenn eins zum anderen kommt.»

Madonna

Würdest du Madonnas Aussage zustimmen? Oder ist körperliche Nähe für dich und deinen Partner ein Stress- und Streitthema?

Die meisten Menschen empfinden körperliche Nähe als angenehm. Das liegt daran, dass wir als Säuglinge körperliche Nähe als beruhigend erleben und deshalb brauchen: Wenn wir in den Arm genommen werden, erhalten wir Schutz und Wärme und unser Nervensystem beruhigt sich, denn wir sind auf die Ko-Regulation durch die Mutter oder den Vater angewiesen. Erst mit der Zeit lernen wir, uns (in Stresssituationen) selbst zu regulieren.

DAS UNIVERSELLE GESETZ DES GESCHLECHTS

Alles im Universum trägt ein männliches und weibliches Prinzip in sich. Das sind archetypische Eigenschaften, die weiblich oder männlich sein können. Typisch männliche Eigenschaften sind zum Beispiel: Aktivität, Großzügigkeit, Entschlossenheit, Mut, Rationalität. Typisch weibliche Eigenschaften sind zum Beispiel: Passivität, Offenheit, Kreativität, Sensibilität, Vorsicht, Intuition.

Im Erwachsenenalter hat körperliche Nähe, insbesondere Sex, für die meisten ebenfalls eine beruhigende Wirkung und ist ein wirksames Mittel gegen Stress, denn er mindert die Auswirkungen der Stresshormone Cortisol und Adrenalin und erhöht die Herzratenvariabilität (HRV). Zudem werden während dem Sex Endorphine ausgeschüttet, die nicht nur für ein Stimmungshoch sorgen, sondern auch Schmerzen auf natürliche Art lindern. Untersuchungen haben außerdem gezeigt, dass Sex – ob mit dem Partner oder mit sich allein – das Einschlafen erleichtert. Bei Frauen scheint hochwertiger Sex zudem die kardiovaskuläre Gesundheit zu fördern und das Risiko für Bluthochdruck zu verringern, während häufige Ejakulationen bei Männern die Wahrscheinlichkeit von Prostatakrebs senken.

Sexuell aktive Menschen, die ein bis drei Mal pro Woche Sex haben, haben ein stärkeres Immunsystem und eine längere Lebenserwartung.

Orgasmen lindern Schmerzen wie Kopf- oder Regelschmerzen, verlangsamen den Alterungsprozess und erhöhen die Lebenserwartung. Und der wohl bekannteste Effekt: Beim Sex werden Hormone wie Oxytocin ausgeschüttet, die unser Belohnungssystem ansprechen, für Wohlbefinden sorgen und die Bindung zum Partner stärken. Wir fühlen uns glücklich.

Dies alles natürlich unter der Prämisse, dass du körperliche Nähe und Sex als angenehm empfindest und keine negativen Erfahrungen gemacht hast, wie etwa sexuelle Übergriffe oder sogar Vergewaltigungen. Wie eine Umfrage des *Forschungsinstituts gfs* in Bern zeigt, erlebt jede fünfte Frau ab 16 Jahren einen sexuellen Übergriff. Für Menschen, die negative Erfahrungen mit körperlicher Nähe und Sex gemacht haben, ist Sex oft keine Quelle von Glück und Lebenszufriedenheit, sondern das Gegenteil von Frust, Stress, Angst und Unzufriedenheit.

Ursachen für Schwierigkeiten im Bett

Ganz generell empfindet nicht selten einer der beiden Partner oder beide Partner sexuellen Druck: Er oder sie empfindet ein Unwohlsein beim Gedanken an Sex, was zu sehr viel Frust auf beiden Seiten führen kann, wenn die Sexualität für einen oder beide Partner als unbefriedigend erlebt wird. Fakt ist, dass die Häufigkeit der sexuellen Kontakte in den ersten sechs Jahren einer Beziehung abnimmt, dann aber stabil bleibt. Gemäß Studien haben zudem etwa ein Drittel der Frauen und ein Siebentel der Männer wenig oder keine Lust auf Sex. Frauen klagen häufig über die geringe Qualität der sexuellen Begegnung, während Männer eher über die Quantität oder physische Einschränkungen, wie Erektionsstörungen und frühzeitigen Samenerguss, klagen. Wer keine Lust auf Sex hat, tendiert dazu, Zärtlichkeiten zu vermeiden, aus Angst, beim anderen Lust auszulösen und unter Druck zu geraten. Dies verstärkt die Problematik, wenn der andere Partner mehr Sex möchte. Ein weiterer Fakt: glückliche Paare können zwar sexuelle Probleme haben, unglückliche Paare haben aber nur selten eine befriedigende Sexualität. Was Paare als befriedigend erleben, ist sehr individuell und unabhängig von Qualität oder Quantität ihrer Sexualität. Paare können selten Sex oder immer auf die gleiche (monotone) Weise Sex haben und dennoch sehr zufrieden damit sein.

Was viele Menschen nicht wissen: Es gibt zwei unterschiedliche Arten der Erregung, die spontane und die responsive, wie die amerikanische Sexualpädagogin Emily Nagoski erklärt. Menschen mit spontaner Erregung können aus dem nichts Lust auf Sex bekommen. Sie brauchen dazu keinen Stimulus von außen und auch keine besonderen Rahmenbedingungen, wie etwa Romantik, Kuscheln, gedämpftes Licht oder Ähnliches. Die körperliche folgt dabei der mentalen Erregung. Schätzungsweise 70 % der Männer und 30 % der Frauen gehören laut Nagoski zu den Menschen mit spontaner Erregung. Menschen mit responsiver Erregung hingegen brauchen einen Impuls von außen, um «in Stimmung» zu kommen, sowie bestimmte Rahmenbedingungen. Sie müssen sich zum Beispiel emotional mit ihrem Partner verbunden fühlen, möchten vielleicht ausgiebig kuscheln oder brauchen ein bestimmtes Ambiente, um sich auf Sex einlassen zu können. Die mentale folgt dabei der körperlichen Erregung, d. h. sie werden erst beim Tun langsam erregt. Wenn zum Beispiel der Mann über spontane Erregung verfügt und die Frau responsive, wie das wohl bei den meisten Paaren der Fall ist, sind Probleme oft vorprogrammiert: Der Mann kann und will ständig, während die Frau erst in «Stimmung» sein muss, um sich überhaupt darauf einlassen zu können. Wenn dann noch die Paarkommunikation nicht stimmt, der Alltagsstress auf einem lastet und Frau wegen der Kinder in der Nacht schlecht schläft, stehen die Sterne für Sex ganz schlecht.

Wie ist das bei dir und deiner Partnerin? Seid ihr beide zufrieden mit eurer Sexualität oder ist das ein Frustthema? Funktioniert ihr beide im Bett ähnlich, oder habt ihr total unterschiedliche Bedürfnisse? Falls ihr beide oder eine/r von euch (gelegentlich) unter Luststörungen oder sexuellen Schwierigkeiten leidet, kann dies laut Birgit Kollmeyer und Monika Röder sehr viele Ursachen haben:

- Hormonelle Veränderungen (z. B. durch die Menopause)

- Erkrankungen oder Fertilitätsprobleme

- Mangelnde Wahrnehmung der Erregbarkeit oder hohe körperliche Anspannung

- Schwaches Selbstwertgefühl oder Ängste

- Unterschiedliche sexuelle Wünsche und Bedürfnisse

- Hoher Erwartungs- und Leistungsdruck

- Intensiver Pornografie-Konsum

- Negative sexuelle Erfahrungen (Missbrauch, Gewalt, Abwerten von Masturbation u. ä.)

- Unterschiedliche Ansichten zu Sex und kulturelle Hintergründe

- Belastende Beziehungserfahrungen

- Ungelöste Beziehungskonflikte und negative Interaktionsmuster

- Kommunikationsprobleme über sexuelle Themen

- Pflichtgefühl in puncto Sex

- Sexuelle Störungen (Abneigungen, Erektionsstörungen, Depressionen, Orgasmusschwierigkeiten u. ä.)

- Körpermerkmale des Partners, die einen stören

- Mangel an Zeit, Überlastung, Stress

- Negatives Bild des eigenen Körpers

- Asexualität

Falls ihr allfällige Schwierigkeiten im Bett verbessern möchtet, solltet ihr in einem ersten Schritt herausfinden, was die Ursachen und Gründe dafür sind. *Weshalb sagt dein Körper oder deine Seele Nein zu Sex oder körperlicher Nähe?* Die Übung gleich im Anschluss unterstützt euch dabei.

Übung 32 – Ursachen für sexuelle Schwierigkeiten

Geht die obenstehende Liste mit möglichen Ursachen für sexuelle Schwierigkeiten durch und notiert euch (jeder für sich), welche Ursachen und Gründe ihr für allfällige Schwierigkeiten identifiziert. Tauscht euch anschließend darüber aus und versucht, die folgenden Leitfragen zu beantworten:

- Was kann jede/r von euch tun, um die Ursachen zu beseitigen oder zumindest zu lindern?

- Was kann jede/r von euch tun, um die Ursachen zu beseitigen oder zumindest zu lindern?

- Für Ursachen, die sich (momentan) nicht ändern lassen: Was für Umgehungsmöglichkeiten seht ihr?

- Was möchtet ihr hinter euch lassen?

- Was nehmt ihr euch konkret, innerhalb der nächsten paar Wochen vor, zu ändern?

Zusammengefasst:

- Wir Menschen sind auf Körperkontakt programmiert: bei den meisten beruhigt er die Nerven, lindert Schmerz und verbessert das Immunsystem.

- Sex aktiviert bei den meisten Menschen das Belohnungssystem im Gehirn und macht glücklich.

- Die Ursachen für sexuelle Schwierigkeiten und Lustlosigkeit sind vielfältig. Diese herauszufinden ist der erste Schritt zur Verbesserung. Wozu sagen dein Körper und deine Seele Nein?

8.2 Deinen Körper akzeptieren und lieben

«Denke nicht nur mit dem Kopf, denke
mit deinem ganzen Körper».

Eckhart Tolle

Was denkst du über deinen Körper? Magst du ihn, oder findest du ihn hässlich? Kannst du dich ohne Probleme im Spiegel anschauen, oder wendest du den Blick schnell wieder ab? Viele Menschen, insbesondere Frauen, fühlen sich phasenweise nicht wohl in ihrem Körper oder mögen ihren Körper nicht. Dies kann vor allem nach der Geburt eines Kindes ein großes Thema sein, da sich der Körper einer Frau massiv verändert. Hinzu kommen vielleicht körperliche Beschwerden durch die Geburt (Dammriss o. ä.). Tendenziell sind Frauen sich selbst gegenüber viel kritischer als Männer. Oft stimmen Eigen- und Fremdbild gar nicht überein. Aber auch immer mehr Männer vergleichen sich mit anderen Männern und sind mit ihrem Aussehen nicht zufrieden. Was wir an uns selbst als nicht liebenswert oder schön einstufen, fällt anderen oft nicht mal auf.

Diese negativen Glaubenssätze über deinen Körper können dein Sexleben stark beeinträchtigen, wie Nagoski erklärt. Wenn du deinen Körper, oder Teile davon, ablehnst, nimmst du dich oft selbst gar nicht mehr als sexuelles Wesen wahr. Deine Sinnlichkeit kommt dir abhanden, du trägst keine schöne Wäsche mehr und reduzierst deine Körperpflege auf ein Minimum. So fällt es dir schwer, dich auf körperliche

Nähe und Sex einzulassen. Du kannst dich nicht richtig gehen lassen in dem Vertrauen, dass dein Partner dich schön und sexy findet. Kein Körper ist perfekt, auch wenn das vielleicht auf den ersten Blick so aussieht – das darfst du dir immer wieder ins Gedächtnis rufen. Gerade diese Nicht-Perfektion macht dich einzigartig und wiederum «perfekt».

Wie sieht es bei dir aus?

- Wie sehr magst du deinen Körper, auf einer Skala von 1 (überhaupt nicht) bis 10 (könnte nicht zufriedener sein)?

- Wie gut sorgst du für deinen Körper? Wie gesund ernährst du dich, wie oft bewegst du dich, und wieviel Schlaf gönnst du dir?

- Wie gerne zeigst du dich deinem Partner gegenüber nackt? Fällt es dir vielleicht schwer, dich vor ihm oder ihr zu zeigen?

Pflegst du deinen eigenen Körper und nimmst ihn so an wie er ist, wirst du dich wohler und leichter fühlen. Du wirst unverkrampft auf andere zugehen, mehr Selbstvertrauen ausstrahlen und dich im Bett mehr fallenlassen können. Und du wirst Berührungen wieder unverkrampft und mit allen Sinnen geniessen, weil du nicht mehr ständig damit beschäftigt bist, zu überlegen, was deinem Partner an dir nicht gefallen könnte.

Vielleicht braucht dieser Prozess seine Zeit, doch durch wiederholte Bewusstwerdung und wiederkehrenden liebevollen Gedanken über deinen Körper wirst du ihn immer mehr annehmen und erkennen, dass deine Schönheit nichts mit einem Idealbild zu tun hat.

Die Übung gleich im Anschluss wird dir dabei helfen, deinen Körper akzeptieren und lieben zu lernen. Du hast nur diesen einen Körper: Trage ihm Sorge!

Übung 33 – Liebe deinen Körper

Für diese Übung brauchst du etwas Mut, einen großen Spiegel und etwas ungestörte Zeit für dich.

1. Stell dich nackt vor einen großen Spiegel. Schau dich einfach von Kopf bis Fuss an. Wende dich nicht vom Spiegel ab, auch wenn du den Impuls dazu verspürst.

2. Wende dich besonders den Körperpartien zu, die du an dir nicht so magst. Strahle dabei Wohlwollen aus. Schau dich so lange selbst an, bis du dich selbst annehmen kannst.

3. Danke deinem Körper dafür, dass er dich gesund durchs Leben trägt.

4. Wiederhole die Übung falls nötig immer mal wieder – bis du dich wohl fühlst dabei, dich selbst anzuschauen.

Zusammengefasst:

- Negative Glaubenssätze über deinen Körper können die Sexualität stark beeinträchtigen.

- Frauen und Männer haben oft ein unterschiedliches Bild ihres eigenen Körpers und des Körpers des Partners.

- Transformiere deine negativen Glaubenssätze über deinen Körper und trage ihm Sorge – du hast nur diesen einen Körper!

- Du bist perfekt so, wie du bist.

8.3. Zärtlichkeiten pflegen

Muss es denn immer gleich Sex sein, fragst du dich an dieser Stelle vielleicht. Nein, muss es nicht! Die alltäglichen Zärtlichkeiten, wie Hände halten, sich umarmen, sich küssen oder streicheln, sind mindestens so nährend und erfüllend wie Sexualität. Zärtlichkeiten sorgen für Wohlbefinden und eine positive Grundstimmung in der Beziehung. Vor allem die kleinen und großen Rituale wie der Abschiedskuss am Morgen, das Kuscheln vor dem Zubettgehen oder sich gegenseitig anlehnen auf der Couch sind wertvolle Anker, die eure Beziehung am Leben erhalten. Untersuchungen haben sogar gezeigt, dass eine Beziehung immer mehr in Schieflage gerät, je weniger sich die Partner berühren. Es gibt auch Paare, denen es im Laufe der Zeit immer schwerer fällt, sich zu umarmen. Dabei ist Zärtlichkeit ein essenzieller «Kit», der Beziehungen am Leben erhält.

Wie sieht es bei euch mit dem Austausch von Zärtlichkeiten im Privaten aus, aber auch in der Öffentlichkeit? Hast du Hemmungen, deinen Partner in der Öffentlichkeit zu küssen oder Händchen zu halten? Glaubst du vielleicht, die Öffentlichkeit oder dein Partner mögen dies nicht – vor allem, wenn ihr lange zusammen seid oder ein gewisses Alter erreicht habt? Aus meiner Sicht gibt es kein richtig oder falsch. Ihr dürft und sollt euren eigenen Weg finden damit umzugehen. Solange ihr es aus einem ehrlichen Wunsch heraus macht, und nicht um bei euren Freunden oder Familien einen bestimmten Eindruck zu hinterlassen. Dann lasst ihr die Zärtlichkeiten lieber, denn dann sind sie kein ehrlicher und authentischer Ausdruck eurer Zuneigung. Wenn ich mit meinem Partner irgendwo hingehe, halte ich automatisch seine Hand. Wir beide mögen und suchen den Körperkontakt zueinander. Irgendetwas fehlt, wenn ich das nicht tue. Wenn ich seine Hand halte, fühle ich mich mit ihm wunderbar verbunden.

Wieviel Zärtlichkeit wünscht du dir von deinem Partner? Wünschst du dir insgeheim mehr? Fühlst du dich wohl damit, auch in der Öffentlichkeit Zärtlichkeiten auszutauschen, oder ist dir das eher unangenehm? Was tut ihr beide, um (wieder mehr) Zärtlichkeiten auszutauschen? Rede mit deinem Partner über diese Fragen, falls du bei diesem Thema noch Verbesserungspotenzial siehst.

Übung 34 – Sich gegenseitig berühren

Mit dieser Übung könnt ihr auf spielerische Art und Weise spüren, wie sich Berührungen anfühlen und körperliches Vertrauen zueinander wieder aufblühen lassen.

1. Setzt euch irgendwo bequem hin, sodass ihr euch anschauen könnt.

2. Wählt eine Körperpartie, die ihr gerne vom anderen berühren lassen würdet – zum Beispiel den Unterarm, den Rücken, den Oberschenkel – wo es für euch passt.

3. Jetzt geht es darum, dass einer von euch den anderen so berührt und/oder streichelt, wie er/sie glaubt, dass der andere

berührt werden möchte. Nehmt wahr, was ihr selbst dabei fühlt und wie der andere reagiert.

4. Danach berührt diese Person den anderen so, wie *er/sie* den anderen berühren möchte, wie es ihm/ihr selbst entspricht. Nehmt wahr, was ihr selbst dabei fühlt und wie der andere reagiert.

5. Tauscht euch anschließend darüber aus, wie beide Arten der Berührungen waren und was euch besser gefallen hat.

6. Tauscht danach die Rollen.

Wenn wir unseren Partner berühren, sind wir oft mit unserer Aufmerksamkeit zu stark beim Partner aus Angst, etwas falsch zu machen. Wir versuchen dann krampfhaft das zu tun, von dem wir glauben, der andere würde es mögen. Wenn wir uns aber darauf besinnen, was uns selbst Freude bereitet und gleichzeitig auf die Reaktionen unseres Partners achten, sind wir authentischer und kreieren einen besseren Nährboden für Zärtlichkeit. Meist erlebt unser Partner diese Art der «Berührung» sogar als angenehmer oder anregender.

Zusammengefasst:

- Zärtlichkeiten sorgen für Wohlbefinden und eine positive Grundstimmung in der Beziehung.

- Pflegt die kleinen und großen Zärtlichkeits-Rituale, wie ein Kuss vor dem Zubettgehen oder das Kuscheln auf der Couch.

- Scheue dich nicht, deinen Partner in der Öffentlichkeit zu berühren oder zu küssen – sofern ihr das beide wollt.

8.4 Der Beziehung Sorge tragen für guten Sex

«Die Liebe ist wie eine Pflanze. Pflegst du
sie, so wächst sie, doch vernachlässigst du
sie, so trocknet sie ein.»

Unbekannt

Apropos positive Grundstimmung: Den besten Sex haben Paare in langjährigen Beziehungen, die sich emotional sicher gebunden fühlen und eine positive Grundstimmung in ihrer Beziehung haben. Entgegen der landläufigen Meinung nimmt Sex in langjährigen Beziehungen nicht zwangsläufig ab oder wird langweilig. Wie bereits erwähnt bleibt die Häufigkeit der sexuellen Begegnungen nach etwa sechs Jahren Beziehung stabil.

Wer seine Partnerschaft als sicher, erfüllend und liebevoll erlebt, ist in der Regel auch mit seinem Sexleben zufrieden.

DAS UNIVERSELLE GESETZ DES RHYTHMUS

Alles im Leben folgt einem natürlichen Rhythmus. Alles fließt. Alles hat seine Gezeiten. Dieses Gesetz verbindet das Gesetz der Schwingung mit dem Gesetz der Polarität – Energie bewegt sich zwischen den Gegensätzen (z. B. zwischen Mann und Frau). Wird der natürliche Rhythmus gestört, sind Energien bestrebt, das Gleichgewicht wiederherzustellen und negative Zustände auszugleichen, gerade auch in der Sexualität.

Entscheidend ist jedoch ein Gefühl von Nähe, Präsenz, Sicherheit und Verbundenheit, wie Sue Johnson erklärt. Fehlen diese Gefühle, kann Sex in langjährigen Beziehungen tatsächlich nachlassen oder «langweilig» werden. Das Gefühl von Sicherheit und Verbundenheit entsteht, wenn ihr aufeinander eingeht, einen liebevollen Umgang miteinander pflegt, füreinander präsent sowie emotional engagiert seid. Wie ihr das konkret macht, haben wir in diesem Buch ausführlich besprochen. Zusammengefasst geht es darum, einander zuzuhören, achtsam miteinander zu interagieren, euch gegenseitig zu unterstützen, euch in schwierigen Momenten Verständnis entgegenzubringen, die Verantwortung für eure Muster und Emotionen zu übernehmen und die Liebessprache des anderen zu sprechen. Wenn ihr diese Ratschläge beherzigt, legt ihr den Grundstein, um euch gegenseitig ganz öffnen und fallen lassen zu können. Ihr kreiert Raum für Spontaneität, euch gegenseitig jedes Mal in neuer Art und Weise zu entdecken: Je näher du jemandem kommst, desto mehr wirst du dir bewusst, dass du nie alles über einen Menschen wissen kannst – was wiederum die Erotik und Leidenschaft schürt. Zusätzlich unterstützt das Bindungshormon Oxytocin das Gefühl von Verbundenheit. Diese Gefühle – Verbundenheit und Zugehörigkeit – wirken zusammen dem Gewöhnungseffekt entgegen, welcher entsteht, wenn zwei Menschen sich zwar genügend nah und verbunden fühlen, sich aber als selbstverständlich erachten – und das wollen wir vermeiden.

Konkret kannst du diesem Gewöhnungseffekt demnach entgegenwirken, indem du immer wieder mit Neugierde auf deinen Partner zugehst, um neue Seiten an ihm oder ihr zu entdecken und indem du die schönen Momente, die ihr gemeinsam erlebt, bewusst wahrnimmst und wertschätzt.

Übung 35 – Beziehung aktiv pflegen

Überlegt euch gemeinsam, wie ihr eure Beziehung aktiv pflegen könnt. Die folgenden Fragen können euch dabei helfen:

- Wovon wünscht ihr euch in eurer Beziehung mehr, wovon weniger?

- Versteht und sprecht ihr die Liebessprache(n) des anderen?

- Wie gut fühlt ihr euch gegenseitig genährt und emotional verbunden?

- Auf einer Skala von 1 (katastrophal) bis 10 (bombastisch), wie würdet ihr euer Beziehungsklima bezeichnen?

- Falls ihr eine unterschiedliche Wahrnehmung habt – was fehlt demjenigen, der das Beziehungsklima kühler einschätzt?

Zusammengefasst:

- Sex fördert bei den meisten das Gefühl von Nähe & Verbundenheit – und umgekehrt.

- Den befriedigendsten Sex haben Paare in langjährigen, erfüllenden Beziehungen, die sich miteinander verbunden fühlen.

- Pflege deine Beziehung aktiv, indem du achtsam kommunizierst, zuhörst, deinen Partner unterstützt, seine Liebessprache sprichst und Verantwortung für deine Muster und Emotionen übernimmst.

8.5 Über Sex reden

Miguel Delibes

Die alles entscheidende Frage ist nun, wie wir über unsere Wünsche, Bedürfnisse, Erwartungen und Fantasien in Bezug auf Sex reden können. Sex ist für viele Menschen immer noch an schambehaftetes Thema, über das sie sich nicht mal mit ihrem Partner zu sprechen getrauen. Wir haben Hemmungen, über unsere tiefsten Wünsche und Fantasien zu sprechen, weil wir fürchten, unseren Partner damit vor den Kopf zu stossen. Unsere Kommunikation ist deshalb oft geprägt von Schonung und Rücksicht, wie der Sexualtherapeut Ulrich Clement erklärt.

Wir orientieren uns am Vertrauten und Bekannten, vermeiden es, Unterschiede zu betonen und wollen das Risiko einer Beziehungskrise minimieren. Wir reduzieren damit die kommunizierte Sexualität auf den kleinsten gemeinsamen Nenner – und schränken damit häufig auch unsere Lust und Freude an der Sexualität ein.

Wie ist das bei euch? Tauscht ihr euch offen und ehrlich über eure Wünsche und Fantasien aus?

In vielen Beziehungen wird Sex zum Frustthema, weil sich beide nicht verstanden fühlen und ihre Erwartungen und Bedürfnisse nicht abgleichen. Dies kann zu einer Negativspirale aus gegenseitiger Ablehnung und Frust führen.

Um einen Weg aus dieser Negativspirale zu finden, braucht es von beiden Seiten Offenheit in Bezug auf die eigenen Bedürfnisse, Ängste und Wünsche an den Partner.

Und es braucht die Bereitschaft, kleine Schritte aufeinander zuzugehen und sich dem Partner gegenüber zu öffnen. Erst recht dann, wenn die Unzufriedenheit in Bezug auf Sex bei einem von euch oder bei beiden schon sehr groß ist und sich bereits erste Gedanken an Trennung oder einen Seitensprung eingeschlichen haben.

Hinter dem Wunsch nach körperlicher Nähe und Sex können auch andere, tieferliegende Bedürfnisse liegen – zum Beispiel das Bedürfnis nach Wärme, Geborgenheit, körperlicher Ekstase oder Lebensfreude. Es ist deshalb wichtig, herauszufinden, was ihr euch vom anderen wünscht, was für Bedürfnisse ihr habt und auch welche Voraussetzungen ihr beide braucht, um euch körperlich öffnen zu können. *Was sind Lustkiller, was sind Lustförderer?* Vielleicht sind da auch implizite Erwartungen, die sehr viel inneren Druck erzeugen, was dazu führen kann, dass im Bett gar nichts mehr geht.

Justin und Melanie sind seit vier Jahren ein Paar. Sie sind noch jung, und ihr Sexleben ist eigentlich toll. Allerdings hat Melanie in letzter Zeit immer öfter Lust auf andere Männer. Sie hat schon in einer früheren Beziehung festgestellt, dass sie eigentlich gerne auch mit anderen Männern Sex hätte, hat sich damals aber nicht getraut, das anzusprechen – ihr Partner war recht eifersüchtig. Das wäre nicht in Frage gekommen. Justin ist da ganz anders, er ist nicht eifersüchtig. Sie ist sich dennoch unsicher, wie er darauf reagieren würde. So schiebt sie den Gedanken immer wieder zur Seite und unterdrückt ihre promiskuitive Seite. Bei einer Party, die sie ohne ihren Freund besucht, gerät sie jedoch in eine heikle Situation. Nach ein paar Gläsern Alkohol landet sie mit einem der Gäste im Schlafzimmer der Gastgeberin. Sie lässt sich darauf ein, die Lust auf den anderen Mann gewinnt die Oberhand. Am nächsten Tag fühlt sie sich miserabel, Schuldgefühle überwältigen sie. Sie beschließt, es Justin noch am selben Tag zu beichten. Zu ihrem Erstaunen reagiert Justin mit viel mehr Verständnis, als sie sich je hätte erträumen lassen. Er ist zwar sehr verletzt über den Vertrauensmissbrauch, kann ihren Wunsch nach Sex mit anderen Männern aber verstehen, denn er selbst hat ebenfalls ab und zu Lust auf Sex mit anderen Frauen. Nach offenen und emotionalen Gesprächen über das Geschehene und ihre Wünsche einigen sie sich darauf, ihre Beziehung probeweise zu öffnen.

Sich zu offenbaren und mit seinem Partner zu reden, ist umso wichtiger, wenn es um unsere geheimen Fantasien geht. *Träumst du vielleicht insgeheim von einem Dreier, während diese Idee für deinen Partner unvorstellbar ist? Oder steht dein Partner auf exzentrische Rollenspiele, während du die Zeit und die richtige Umgebung brauchst, um in Stimmung zu kommen?* Befriedigender Sex setzt voraus, sich und seine Vorlieben und Fantasien besser kennenzulernen und auszuloten.

Wie bereits erwähnt scheint es vielen Paaren allerdings schwer zu fallen, ihre eigenen Fantasien offenzulegen. *Geht es euch auch so?* Die Gründe dafür sind vielfältig: Scham und Angst, deinen Partner vor den Kopf zu stossen oder von ihm/ihr zurückgewiesen zu werden, oder auch schlicht mangelnde Kenntnis über die eigenen Bedürfnisse und den eigenen Körper.

Findest du es schwierig, das Thema überhaupt anzusprechen, kannst du das Eis brechen, indem du zum Beispiel über einen Podcast sprichst, den du zum Thema Sex gehört hast oder einen Artikel, den du gelesen hast und interessant findest. So kannst du auf unverfängliche Weise herausfinden, wie dein Partner auf das Thema reagiert. Wenn er oder sie positiv reagiert, kannst du einen Schritt weitergehen und ihm oder ihr mitteilen, was dich daran fasziniert hat oder was du eventuell selbst ausprobieren möchtest. Ein guter Moment für ein solches Gespräch wäre nach einer sexuellen Begegnung, die ihr beide als positiv erlebt habt oder wenn ihr euch emotional miteinander verbunden fühlt.

Die Fragen gleich am Anschluss können euch auch helfen, euch selbst besser kennenzulernen und in ein Gespräch über eure Wünsche, Erwartungen und Vorlieben zu kommen.

Übung 36 – Über Wünsche und Fantasien reden

Um herauszufinden, was ihr euch in Bezug auf körperliche Nähe und Sex voneinander wünscht, können folgende Fragen helfen. Macht euch zuerst einzeln Gedanken über diese Fragen und tauscht euch danach darüber aus.

1. Wie zufrieden bist du mit eurem Sexleben, auf einer Skala von 1 (extrem unglücklich) bis 10 (besser geht's nicht)?

2. Was brauchst du, um auf einen höheren Wert zu kommen?

3. Welche körperlichen/sexuellen Begegnungen hast du als schön erlebt? Was hat da gestimmt? Was hast du da erlebt?

4. Wovon möchtest du (unbedingt) mehr?

5. Welche Begegnungen waren unbefriedigend und weshalb?

6. Welche Rahmenbedingungen brauchst du, um dich überhaupt auf körperliche Nähe und Sex einlassen zu können?

7. Möchtest du überhaupt körperliche Nähe und Sex (mit deinem Partner?) leben?

8. Was fehlt dir in der Beziehung generell?

9. Welche Bedürfnisse versuchst du, durch Zärtlichkeit oder Sex zu befriedigen?

10. Wann, wie oft und wie lange möchtest du Sex haben?

11. Was ist Sex generell für dich? Was ist Sex nicht?

12. Welche geheimen Wünsche und Fantasien hast du? Wie könnt ihr euch diese (gemeinsam oder individuell) erfüllen?

Zusammengefasst:

- Finde heraus, was sich dein Partner in puncto körperliche Nähe und Sex (von dir) wünscht. Kommuniziere ihm oder ihr, was du dir wünschst und was deine Bedürfnisse sind.

- Identifiziert und benennt Lustförderer und Lustkiller.

- Tauscht euch über eure geheimen Wünsche und Fantasien aus, die ihr bis jetzt zurückgehalten habt.

- Findest du es schwierig, das Eis zu brechen, kannst du erzählen, dass du über das Thema in einem Podcast gehört oder in einem Blogartikel gelesen hast.

8.6. Sex zur Priorität erklären

Weißt du, welche Paare in langjährigen Beziehungen das befriedigendste Sexleben haben? Ganz einfach: Jene, die regelmäßig Sex haben. Das gelingt allerdings nur, wenn ihr euch dafür Zeit einräumt und Sex zu einer Priorität erklärt – selbst wenn andere Lebensbereiche wie die Arbeit oder die Kinder sehr viel Zeit in Anspruch nehmen und häufig zuerst kommen. Es gibt Paare, die sich Sex in ihren Kalender schreiben. Das mag im ersten Moment total unromantisch klingen, weil man im Vorfeld ja nicht wissen kann, ob man am Tag X effektiv Lust auf Sex hat, aber so, wie der Appetit mit dem Essen kommt, stellt sich die Lust häufig erst dann ein, wenn wir uns körperlich auf unseren Partner einlassen – vor allem beim responsiven Erregungstyp, wie im ersten Abschnitt dieses Kapitels beschrieben.

Wir dürfen uns deshalb von der Vorstellung verabschieden, dass wir immer nur dann Sex haben, wenn wir im Vorfeld bereits Lust darauf verspüren.

Untersuchungen haben nämlich gezeigt, dass die spontane Lust aufeinander sowie das Begehren in langjährigen Beziehungen natürlicherweise abnimmt, unabhängig vom Erregungstyp. Was nicht bedeutet, dass wir keinen Sex mit unserem Partner mehr wollen, oder dass wir unseren Partner nicht mehr anziehend finden. Es bedeutet jedoch, dass es manchmal einen Impuls braucht, um Lust auf Sex zu bekommen, und dass wir mit den Jahren immer weniger auf sexuelle Stimuli ansprechen.

Gerade in langjährigen Beziehungen vergessen wir auch häufig, dass unser Partner nicht nur der Ernährer, die Mutter der gemeinsamen Kinder oder der beste Freund ist – sondern auch ein sexuelles Wesen. Die sexuellen Gesten und Anspielungen, die zu Beginn fast jeder Beziehung auf der Tagesordnung stehen, nehmen mit der Zeit ab – ihr küsst euch weniger, sendet euch keine sexuell aufgeladenen Textnachrichten mehr und berührt euch allgemein weniger. Dabei sind es genau solche Gesten und Anspielungen, die Lust auf Sexualität entfachen können.

Sie kreieren sozusagen ein sexuelles Grundrauschen, das wichtig ist, um die Sexualität (zumindest in monogamen Beziehungen) langfristig am Leben zu erhalten. Ein spontaner Zungenkuss im Lift, ein unerwarteter Griff an den Po oder eine Fantasie auf einem Post-it sind vergleichbare Impulse, die uns helfen, uns mental auf Sex und Zärtlichkeit einzulassen.

Dies bedingt allerdings, dass wir uns selbst als sexuelle Wesen wahrnehmen und unsere eigene Sexualität nicht ignorieren oder unterdrücken, und dass wir unsere Sexualität zur Priorität erklären, wie Guy Bodenmann betont. Überlege dir, was dich immer wieder daran hindert, Sexualität zu priorisieren, und tausche dich mit deinem Partner darüber aus. Die Übung im Anschluss soll dir dabei helfen.

Übung 37 – Ausreden für Sex identifizieren

Oft priorisieren wir andere Dinge und Aktivitäten vor Sex. Welche dieser «Ausreden» kommen bei dir (regelmäßig) vor?

- Müdigkeit

- Unwohlsein, Kopfschmerzen o. ä.

- Nicht in Stimmung

- Stress, zu viel Arbeit

- Kinder, Haushalt

- Fernsehen, Buch lesen

- Sport oder Freizeitaktivitäten

- Besuch, Familie

- Sex ist langweilig geworden

- Inkompatible Bedürfnisse

- Körperliche Einschränkungen

- Andere

Überlegt gemeinsam, wie ihr diese Ausreden minimieren und Sex wieder zur Priorität erklären könnt.

Zusammengefasst:

- Beim Sex kommt der Appetit oft mit der körperlichen Nähe – vor allem, wenn du der responsive Erregungstyp bist.

- Kommt euch demnach nicht nur näher, wenn ihr gerade Lust verspürt, sondern sorgt für regelmäßige Begegnungen.

- Verliert euch als sexuelle Wesen nicht aus den Augen und schafft ein «sexuelles Grundrauschen», z. B. durch kleine Gesten wie ein Klaps auf den Po oder ein leidenschaftlicher Kuss.

- Erklärt Sexualität regelmäßig zur Priorität und schafft bewusst Freiräume dafür.

8.7 Alternative Formen der Sexualität erkunden

Viele Menschen haben klare Vorstellungen davon, wie Sex ablaufen und was er beinhalten sollte. Für sehr viele Männer zum Beispiel ist Penetration sehr befriedigend, während das für viele Frauen nicht unbedingt der Fall ist, da sie durch vaginale Stimulation keinen Orgasmus haben können. Die meisten Frauen brauchen dazu klitorale Stimulation und bevorzugen deshalb Hände oder Zunge an ihrer sensibelsten Stelle.

Wir haben also oft ein eingeschränktes Verständnis von Sexualität. Es ist deshalb erstrebenswert, euer eigenes Erleben und eure Vorstellungen von Sex aufzuweichen und zu erweitern, um allfälligen Erwartungsdruck aus dem Thema rauszunehmen, und euch mit Ruhe den gegenseitigen Bedürfnissen zu widmen.

Es muss nicht immer die zweistündige Sex-Session mit allem Drum und Dran sein. Die Porno-Industrie mit ihrer stark leistungsgetriebenen und männlich dominierten Darstellungsweise spielt uns da zudem eine Sexualität vor, die mit der Realität oft nicht viel gemein hat und den Druck und den Frust im Bett erhöht. Nicht selten kommt es zum Beispiel vor, dass Männer (oder Frauen) während dem Pornokonsum mit sehr viel physischem Druck masturbieren und sich so daran gewöhnen, nur mit viel Druck einen Orgasmus zu erleben. Die weibliche Vagina ist jedoch weicher als die eigene Hand und bietet in der Regel nicht das gleiche Gefühl, was dann zu Problemen im Bett führen kann. Oder man schaut sich Stellungen und Praktiken ab, die im Video zwar spaßig aussehen, in der Realität aber sehr unbequem, oder gar anatomisch unmöglich sind, sie nachzumachen.

Nichts gegen Pornos – manchmal kann das ein wunderbares Ventil sein, um sich rasch Erleichterung zu verschaffen. Aber die Praktiken eins zu eins ins eigene Schlafzimmer übertragen zu wollen, ist zum Scheitern verurteilt, vor allem wenn dein Partner nicht die gleichen Vorlieben und Vorstellungen hat.

Wenn wir uns für neue Begegnungsformen öffnen, schaffen wir Raum zum Ausprobieren, Experimentieren und Spüren, was uns vielleicht sonst noch guttut und gefällt.

Yolanda und Stefan sind seit 12 Jahren ein Paar und seit 7 Jahren verheiratet. Anfangs haben beide ihre Sexualität als befriedigend erlebt, aber schon nach kurzer Zeit haben sich erste Probleme eingeschlichen. Yolanda ist ein recht feinfühliger Mensch und reagiert auf Missstimmungen sowie starke Gerüche sensibel, auch Ihre Libido ist einiges weniger ausgeprägt als die von Stefan. Sie braucht Ruhe, liebevolle Kommunikation und das Gefühl von Verbundenheit, um sich körperlich auf Stefan einlassen zu können. Stefan hingegen tickt ganz anders – für ihn ist Sex in erster Linie eine schöne Aktivität, die er aber nicht nur mit seelischer Nähe in Verbindung bringt. Er hat eine starke Libido und möchte am liebsten jeden Tag mit seiner Frau schlafen. Diese ungleichen Bedürfnisse haben zunehmend zu Frust auf beiden Seiten geführt, da sie einander nicht haben vermitteln können, was sie sich denn voneinander wünschen. Seit zwei Jahren herrscht totale

Flaute im Bett, und Stefan hat angefangen, Yolanda unter Druck zu setzen: Entweder es funktioniert im Bett, oder er holt sich den Sex außerhalb der Beziehung. Yolanda hat daraufhin vorgeschlagen, dass sie gemeinsam ein Tantra-Seminar besuchen, in der Hoffnung, dass sie beide einen neuen Zugang zur Sexualität finden würden. Schritt für Schritt haben beide so gelernt, sich gegenseitig mehr zu öffnen, aufeinander ein- und zuzugehen und ihre Sexualität achtsamer zu leben. Sie haben zwar immer noch nicht so viel Sex, wie Stefan sich das wünschen würde, stehen aber an einem ganz anderen Punkt, und das Thema Sex außerhalb der Beziehung ist – zumindest für den Moment – vom Tisch.

Womöglich würde es dir und deinem Partner guttun, einfach mal nackt nebeneinander auf dem Bett zu liegen und euch absichtslos zu berühren? Oder ihr genießt nach einem anstrengenden Tag eine gegenseitige Massage? Oder ihr duscht gemeinsam? Was auch immer euch körperlich näher bringt und guttun könnte, probiert es aus! Sexualität beinhaltet ja ein breites Spektrum an körperlichen Stimulationen und Handlungen, die als erregend empfunden werden. Dazu gehören nicht nur Geschlechtsverkehr oder Stimulationen an den Geschlechtsorganen, sondern auch Berührungen am ganzen Körper oder Zungenküsse.

Niederschwellige körperliche Berührungen, wie etwa Streicheln, Küssen oder Massagen, können äußerst wertvolle und nährende Momente der Verbundenheit schaffen, auf die man aufbauen kann. Einfach nur mal schnell «Rein-Raus» ist wohl für die wenigsten Menschen auf Dauer befriedigend, selbst wenn man so auf körperlicher Ebene kurzfristig «Druck» ablassen kann. Fünf Minuten achtsamer Begegnung können nährender sein als eine ausgiebige Sex-Session, die nach dem 0815-Schema abläuft.

Verabschiede dich deshalb von überholten oder unrealistischen Vorstellungen, was Sex sein sollte und wage es, neue Herangehensweisen und Arten des sexuellen Erlebens mit deinem Partner auszuloten. Die Fragen in der anschließenden Übung können euch dabei helfen.

Zusammengefasst:

- Schafft Raum um auszuprobieren und zu spüren, was euch beiden in sexueller Hinsicht guttun würde.

- Verabschiede dich von überholten oder unrealistischen Vorstellungen und schafft Raum für eure Bedürfnisse.

- Öffnet euch für neue Herangehensweisen und Arten sexuellen Erlebens. Manchmal braucht es weniger als man denkt.

8.8 Grenzen respektieren

Nicht allen Menschen fällt es leicht, über Sex zu reden oder sich überhaupt auf Sex einzulassen. Falls bei deinem Partner viele Ängste, Tabus oder alte Wunden ein Thema sind, gilt es, besonders achtsam zu sein und allfällige Grenzen unbedingt zu respektieren. Dies gilt auch für deine eigenen Grenzen: Zwinge dich selbst nicht zu etwas, das du nicht magst oder in dir sogar Ekel oder Ähnliches hervorruft. Wenn ihr euch achtsam begegnet, schafft ihr die Voraussetzungen euch nicht nur auf körperlicher Ebene wahrzunehmen und zu öffnen, sondern auch auf einer emotionalen und seelischen Ebene.

> **Wenn man immer direkt auf ein bestimmtes Ziel beim Sex zusteuert , riskiert man, dass die Tür dahinter gar nicht erst aufgeht.**

Viel wichtiger wäre herauszufinden, wozu dein Partner respektive sein oder ihr Körper Nein sagt. *Was ist für sie oder ihn nicht stimmig? Wovon möchte er oder sie Abstand haben?* Bevor du dich deinem Partner mit sexuellen Absichten nähern kannst, müssen erst diese Fragen geklärt sein.

Manchmal erweist sich der vermeintlich langsamere Weg als Zielgerade. Lieber trittst du zwei Schritte zurück und näherst dich mit Achtsamkeit und liebevoller Haltung deinem Partner, als dass du durch eine vermeintliche Abkürzung zu viel Druck erzeugst. Die Chance, dass dein Partner sich körperlich öffnet, ist so um ein Vielfaches größer. *Und das möchtest du ja letztlich, oder?* Die folgende Übung hilft euch, eure Grenzen in Bezug auf Sexualität zu erkennen.

Übung 39 – Sexuelle Grenzen erkennen

Überlege dir Antworten auf diese Fragen und tausche dich anschließend mit deinem Partner darüber aus – wenn du magst.

- In welchen Momenten kannst du dich deinem Partner sexuell ganz hingeben? Was stimmt dann?

- In welchen Momenten gelingt dir das nicht? Was fehlt dann?

- Hast du die Sicherheit, dass dein Partner deine Grenzen in jeder Situation respektiert?

- Welche sexuellen Praktiken magst du, welche nicht? Was sind Tabus?

- Wofür wärst du unter bestimmten Voraussetzungen offen, es auszuprobieren – und wofür auf keinen Fall?

Zusammengefasst:

- Grenzen respektieren ist essenziell. Jeder sollte sich in dem Tempo öffnen können, in dem es sich richtig anfühlt.

- Es ist essenziell, das «Nein» zu ergründen: Was möchte dein Körper dir sagen? Wovon möchtest du dich verabschieden?

- Manchmal muss man den Druck rausnehmen und einen Schritt zurückgehen, um zueinander zu finden – Sex hat viele Formen und ihr dürft eure finden.

- Achtsamkeit in der Sexualität schafft Raum für nährende Begegnungen auf der seelischen und emotionalen Ebene.

Nachwort

Die Liebe, die ich für meinen Partner empfinde, ist wie ein Feuer in meinem Herzen, das nie ganz erlischt – egal wie lange wir uns nicht sehen. Wenn ich in seiner Nähe bin, fängt das Feuer an zu lodern und wärmt mein Herz. In seinen Augen erkenne ich seine Seele, sein göttliches Licht. *Meistens zumindest.* Manchmal haben wir Meinungsverschiedenheiten und sind genervt, getriggert oder verärgert. Dann gelingt es uns nicht immer gleich auf Anhieb, unsere Emotionen zu reflektieren und unseren Zwist beizulegen. Dann sehe ich sein Licht temporär nicht mehr so deutlich.

Was mir beziehungsweise uns in solchen Situationen hilft, ist das Bewusstsein, dass unsere Emotionen vorübergehende Phänomene sind. Der unabdingbare Wille, uns zusammenzuraufen und Lösungen zu finden sowie die Fähigkeit, die Dynamik zwischen uns zu beschreiben, und uns Schritt für Schritt aus dem Sumpf der Emotionen sowie negativen Gedanken zu befreien.

Und wenn alles nichts hilft, dann greifen wir auf die Visualisierungsübung am Ende von Kapitel 6 zurück und stellen uns vor, wie sich unsere Herzen öffnen und wieder in Liebe verbinden.

Das sind wertvolle Ressourcen, die wir uns im Laufe der Jahre angeeignet und verfeinert haben und die uns darin unterstützen, unseren «Beziehungsraum» sauber zu halten. Es gibt selten etwas Unausgesprochenes oder Unverstandenes. Wir sind uns nicht zu schade, uns zu entschuldigen, wenn wir den anderen (unbeabsichtigt) verletzt haben oder nachzufragen, wenn etwas nicht klar ist. Und mutig unsere Wahrheit zu sprechen, sogar wenn wir befürchten oder wissen, dass wir den anderen damit triggern. Wir beide sind uns gewiss, dass wir beim Gegenüber jederzeit auf ein offenes Ohr und ein offenes Herz stoßen.

Ich wünsche mir, dass du und dein Partner ebenfalls den Weg zu einer bewussten Beziehung finden, die euch nährt, in der ihr aufblüht, und in der eure Liebe ungehindert fließt.

Namasté

Susanne Schnyder

Danksagung

Mein größter Dank gilt meinen Lebenspartnern – den verflossenen genauso wie meinem aktuellen Lebenspartner. Sie sind die Lehrmeister, die mir immer und immer wieder aufzeigen, wie Beziehung nicht funktioniert oder – im Gegenteil – wie bereichernd, herausfordernd und einfach wundervoll eine Liebesbeziehung sein kann. Sie sind diejenigen, die mein persönliches und spirituelles Wachstum am stärksten fördern und zuweilen auch einfordern. Dafür bin ich unendlich dankbar, denn ohne diese kontrastreichen Erfahrungen würde ich nicht erkennen, wie wertvoll, wunderschön und kraftvoll die Liebe ist.

Ein weiterer großer Dank gilt meinen Eltern, insbesondere meiner Mutter, die es mir in jungen Jahren und auch später ermöglicht hat, meinen individuellen Bildungs- und Entwicklungsweg zu gehen, der die Basis für mein heutiges Schaffen bildet. Ohne ihre unablässige Unterstützung wäre ich nicht da, wo ich heute stehe.

Ein spezieller Dank gilt auch meinen Kindern, die mich oft als absorbiert und abwesend erleben, wenn ich mal wieder meinem Schaffensdrang fröne, und deshalb nicht immer sofort auf ihre Anliegen und Bedürfnisse eingehe. Ich hoffe, dass sie das eines Tages verstehen können, wenn es ihnen selbst ähnlich geht. Mit ihrer zuweilen sehr unmittelbaren Art gehören sie zu meinen größten Lehrmeistern, und ich liebe sie über alles.

Ein großer Dank gebührt auch all jenen, die sich als Testleser und Testleserinnen zur Verfügung gestellt und mir wohlwollend-kritisches Feedback gegeben haben. Sie haben mir einerseits Mut zugesprochen, aber auch wertvolle Hinweise zur Verbesserung der Lesbarkeit und der

Strukturierung gegeben.

Und schließlich danke ich all jenen, die sonst noch zur Realisierung dieses Buches beigetragen haben: meiner Lektorin, deren umfassende und treffende Kommentare wesentlich zu einer Verbesserung der Leserfreundlichkeit beigetragen haben. Der Buchcover Designerin, für ihre unkomplizierte Umsetzung meiner Ideen, sowie der Korrektorin für ihre präzise Überarbeitung.

Über die Autorin

Menschen in ihrer Ent-Wicklung unterstützen – war schon immer das größte Anliegen von Susanne Schnyder. Durch ihre Arbeit als Autorin, Paarberaterin, HR-Interimsmanagerin und Coach hilft Susanne heute Menschen, neue Perspektiven auf ihre Lebensbereiche einzunehmen. Selbst hatte die Autorin keinen leichten Start ins Leben und weiß daher ganz genau, wie es ist, über die eigenen Grenzen hinauszuwachsen. Das spiegelt sich in ihrem großen Verständnis für Menschen sowie ihren praktischen und einfühlsamen Ratschlägen wider.

Ihre Freizeit verbringt Susanne Schnyder am liebsten mit Büchern, Kochen und kreativen Arbeiten. Im Zentrum steht dabei immer ihr großes Interesse an Mensch, Psychologie, Sprache und Spiritualität. Bereiche, die sie in ihre Bücher und Arbeit als Coach einfließen lässt.

Literaturverzeichnis

Bücher

- Aron, Elaine N. (2006); *Hochsensibilität in der Liebe,* mvg Verlag
- Ainsworth Salter, Mary D. (2015); *Patterns of Attachment: A Psychological Study of the Strange Situation,* Routledge
- Betz, Robert (2009); *Wahre Liebe lässt frei,* Heyne
- Bodenmann, Guy; Fux Carolin (2015); *Was Paare stark macht,* Beobachter Edition
- Bodenmann, Guy (2021); *Ausganzem Herzen lieben,* Patmos
- Bodenmann, Guy (2016); *Bevor der Stress uns scheidet,* Hogrefe
- Bowlby, John (2021); *Bindung als sichere Basis,* ERV Reinhardt
- Byron, Katie (2013); *Wer bin ich ohne diesen Gedanken?,* Arkana Verlag
- Campbell, Rebecca (2015); *Light is the New Black,* Hay House Publishing
- Clement, Ulrich (2021); *Dynamik des Begehrens,* Clar-Auer Verlag GmbH
- Chapman, Gary (1992); *The 5 Love Languages,* Northfield Publishing
- Charf, Dami (2018; *Auch alte Wunden können heilen,* Kösel
- Cook-Greuter, Susanne (2010): *Postautonomous Ego Development,* Integral Publishers
- Dahlke, Rüdiger (1997): *Krankheit als Sprache der Seele,* Goldmann

- Fleisch, Nico H, (2022) *Das Quartett der Persönlichkeit, Das Riemann-Thomann-Modell in Beziehungen und Kon-flikten,* Haupt Verlag
- García, Héctor und Miralles, Frances (2020); *Ikigai – The Japanese Secret to a Long and Happy Life,* Random House UK
- Glasl, Friedrich (2024); *Konfliktmanagement,* Haupt Verlag
- Gordon, Thomas (2022); *Familienkonferenz,* Heyne
- Gottman, John M. (2014); *Die sieben Geheimnisse der glücklichen Ehe,* Ullstein Taschenbuch-Verlag
- Hanh, Thich Nhat (2023); *Quelle der Liebe Wie Partnerschaft dauerhaft gelingt,* Verlag Herder
- Hawkins, David R. (2014); *Letting Go,* Hay House Publishing
- Johnson, Sue (2011); *Hold me tight, Little,* Brown Book Group
- King, Angelika (2004); *Abenteuer Timeline,* BoD Books on Demand
- Kollmeyer, Birgit & Röder, Monika (2021); *Partnerschaft & Sexualität,* Kohlhammer
- Lazarus, R. & Folkman, S. (1984). *Stress appraisal and coping,* Springer
- Limmer, Stefan (2016); *Himmlisch lieben, göttlich vögeln,* Arkana Verlag
- Nagoski, Emily (2021); *Come as you are, Revised and Updated,* Simon + Schuster LLC
- Richo, David (2009); *Reif werden füreinander,* Windpferd Verlagsgesellschaft mbH
- Rosenberg, Marshall B. (2016); *Gewaltfreie Kommunikation. Eine Sprache des Lebens,* Junfermann Verlag
- Schnarch, David (2013): *Intimität und Verlangen – sexuelle Leidenschaften in dauerhaften Beziehungen,* Klett-Cotta

- Schumacher, Isabelle (2019); *Im Herzen berührt, Durch Wertschätzung und Selbstliebe,* Lüchow Verlag
- Shaver Philipp; Hazan, Cindy (1987); *Romantic Love Conceptualized as an Attachment Process,* Journal of Personality and Social Psychology
- Singer, Michael A. (2007); *The Untethered Soul - The Journey Beyond Yourself,* Little, Brown and Company
- Spezzano, Chuck (2005); *Wenn es verletzt, ist es keine Liebe,* Goldmann Verlag
- Stibal, Vianna (2018); *Die sieben Ebenen der Existenz,* W-Cooperations
- Tan, Chade-Meng (2012); *Search Inside Yourself,* Harper-Collins UK
- Tolle, Eckhart (2004); *The Power of Now – A Guide to Spiritual Enlightenment,* Ingram Publisher Services
- Zurhorst, Eva-Maria (2009); *Liebe dich selbst, und es ist egal, wen du heiratest,* Goldmann

Andere Quellen

- https://dorsch.hogrefe.com/stichwort/konsistenztheorie-des-psychischen-geschehens
- Sind Sie gestresst? Trainieren Sie Ihre HRV-Werte! (mesana.com)
- https://www.selfapy.com/magazin/wissen/bindungstypen
- http://www.tabea-freitag.de/fileadmin/tabea-freitag/pdf/Diplomarbeit_Freitag_Tabea.pdf
- https://emotioncompass.org/de/information/primary-secondary-emotions/

- https://www.schulz-von-thun.de/die-modelle/das-riemann-thomann-modell
- https://www.juliaczarnetzki.com/die-7-hermetischen-gesetze/
- www.cockpit.gfsbern.ch/de/cockpit/sexuelle-gewalt-in-der-schweiz/
- https://de.wikipedia.org/wiki/Phasenmodell_der_Eskalation